小儿疫苗接种手册

主　编： 陈　伟

副主编： 曲江文　赵　莹　李彦坤

编　者：（按姓氏汉语拼音排序）

常利民　陈　伟　郭玉婷　胡鸿媛　李　芳　李　薇

李国红　李彦坤　李玉峰　刘晓川　曲江文　时同鑫

孙　磊　孙红梅　孙秋云　孙益民　王艺茹　吴小丽

于　爽　张谊微　赵　莹　周立山

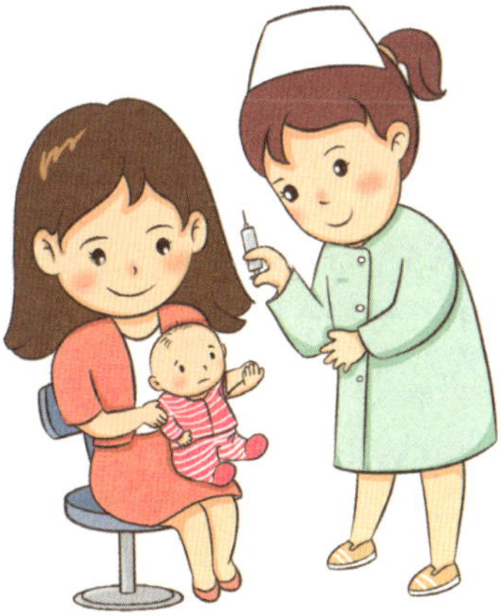

天津出版传媒集团

天津科技翻译出版有限公司

图书在版编目（CIP）数据

小儿疫苗接种手册 / 陈伟主编. — 天津 : 天津科技翻译出版有限公司, 2021.10
ISBN 978-7-5433-4109-8

Ⅰ. ①小… Ⅱ. ①陈… Ⅲ. ①儿童—疫苗—预防接种—手册 Ⅳ. ①R186-62

中国版本图书馆 CIP 数据核字 (2021) 第 018269 号

小儿疫苗接种手册
XIAO'ER YIMIAO JIEZHONG SHOUCE

出　　版：天津科技翻译出版有限公司
出 版 人：刘子媛
地　　址：天津市南开区白堤路 244 号
邮政编码：300192
电　　话：（022）87894896
传　　真：（022）87895650
网　　址：www.tsttpc.com
印　　厂：深圳市雅佳图印刷有限公司
发　　行：全国新华书店
版本记录：889mm×1194mm　32 开本　5 印张　130 千字
2021 年 10 月第 1 版　2021 年 10 月第 1 次印刷
定价：39.80 元

前言

给孩子一个健康的身体

从古至今，人类的发展史就是一部同疾病、灾害斗争的历史，传染性疾病（简称传染病）的肆虐横行威胁着人类的健康，影响着社会的发展。疫苗是人类在医学领域最伟大的发明之一，它的诞生使许多恶性传染病得到了有效控制，是人类与传染病斗争的伟大胜利。

疫苗的价值不仅在于它预防了某些疾病，还在于它给个人、家庭及社会带来了积极而深远的影响。正是因为疫苗的应用，千千万万儿童的生命安全得到了保障，许多儿童避免了因病致残，无数家庭也免去了因病致贫的风险。

迄今为止，没有一项医疗措施能像疫苗一样可以用极小的代价让某种疾病得到有效控制，也鲜有一项医疗措施能像疫苗一样对人类社会产生如此持久而深远的影响。

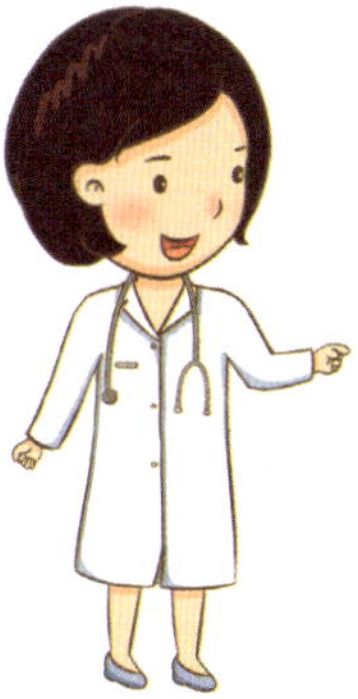

疫苗接种是消灭传染病最有效的医疗措施。婴儿出生后，从母体带来的免疫力会逐渐减弱或消失。因此，适时、科学地给儿童进行疫苗接种，可以增强儿童的防病能力，保护儿童健康成长。我国自实施扩大国家免疫规划以来，疫苗接种已经成为一种政府行为，疫苗的使用种类、应用效果、安全性等问题都备受关注。疫苗的使用使我国的传染病发病率大幅度下降，传染病总死亡率也由死因顺位的第1名降至第10名以下。做好疫苗接种工作，能够提高人类的免疫水平，起到切断传播途径、保护易感人群的作用，对国民期望寿命的延长有着不可估量的作用。

随着生物技术的发展，疫苗的质量有了显著的改善和提高，目前经过审批上市的疫苗都是安全且有效的。但是由于受种者体质的差异，部分儿童在疫苗接种后，可能会出现一些接种反应。

本书力求用通俗易懂的语言向家长们讲述儿童疫苗接种的相关常识及接种反应的应对措施。希望通过此书将更多有关小儿疫苗的科学知识传播给需要的人，为更多新手爸妈答疑解惑，也为孩子的健康撑起一片蓝天。

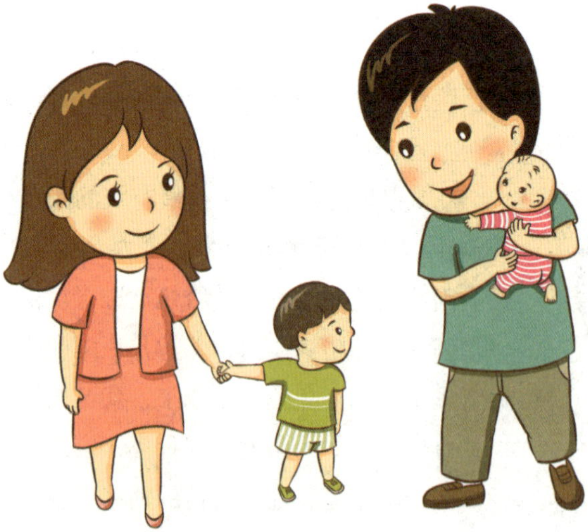

目录

第1章

儿童接种疫苗与免疫力相关知识

第2章

儿童预防接种的注意事项

第3章

儿童接种疫苗的种类

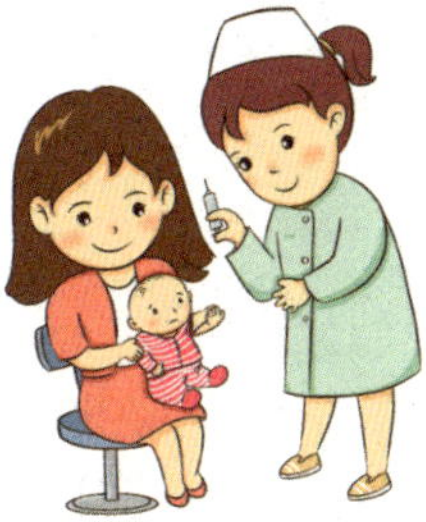

第 4 章

小儿接种流感疫苗的常见问题

第 5 章

小儿接种乙肝疫苗的常见问题

第 6 章

小儿接种狂犬病疫苗的常见问题

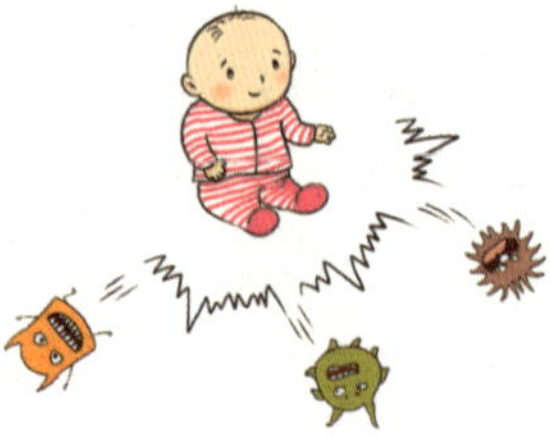

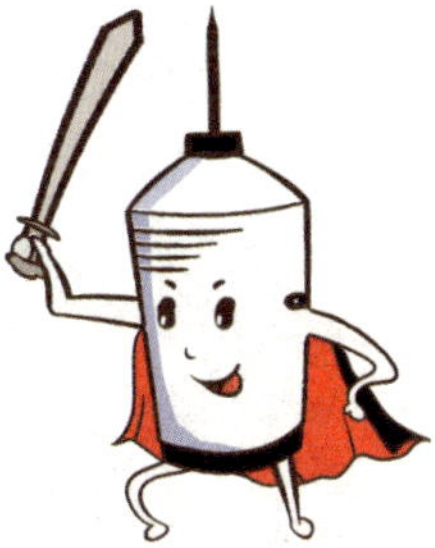

第 7 章

儿童疫苗接种过程中的其他常见问题

附录

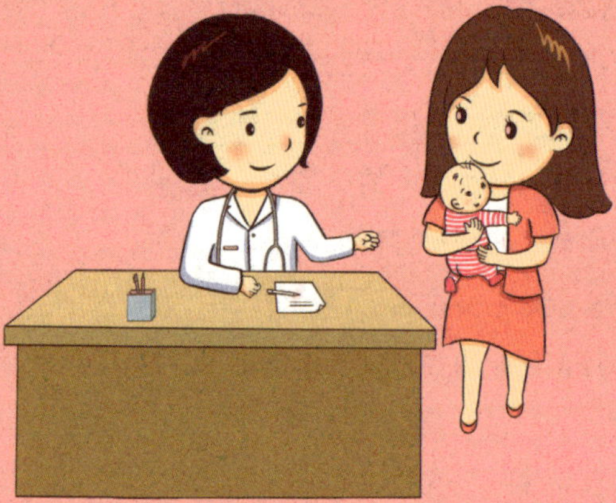

第1章

儿童接种疫苗与免疫力相关知识

人体免疫系统有先天性和获得性之分，获得性免疫系统是在不断接触病毒、细菌的过程中逐渐成熟的，获得性免疫的水平意味着抵抗疾病感染的能力。为了提高孩子的获得性免疫水平，我国根据孩子的生长发育情况，制定了一系列预防接种程序。

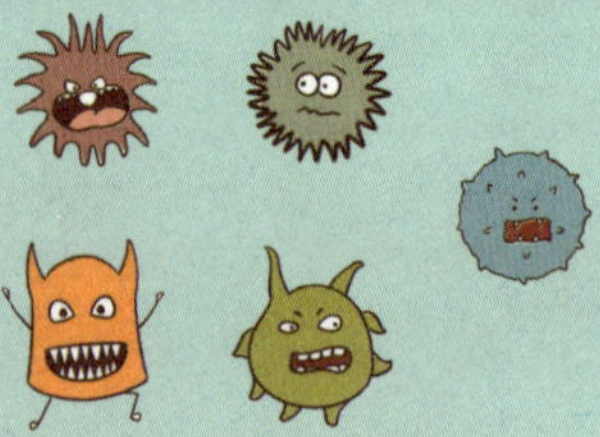

疫苗的产生让很多恶性传染病得到了有效控制。

疫苗在进入人体后，利用自身携带的去除致病力的病原体或其抗原成分，刺激人体免疫系统产生一定的保护物质。

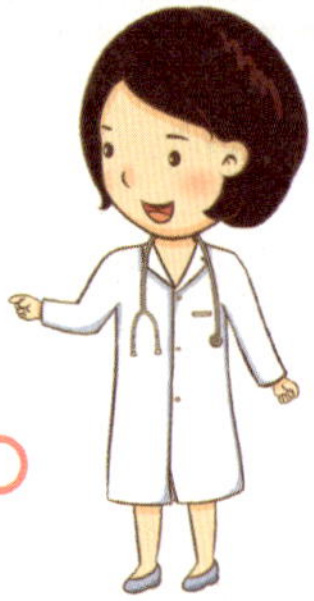

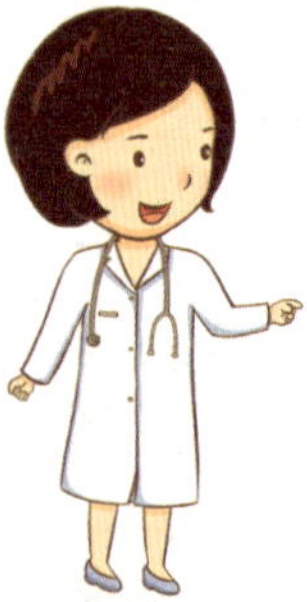

第 1 个安全预防天花的疫苗诞生于 1796 年。

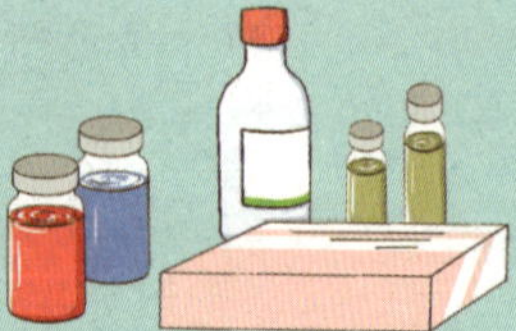

在之后的 200 年时间里，疫苗的队伍不断壮大，目前用于人类疾病防治的疫苗已经有 30 种以上。

1 什么是疫苗

自古以来，人们就渴望战胜或预防疾病，疫苗的产生让很多恶性传染病得到了有效控制，为人类的发展做出了不可磨灭的贡献，让我们的社会得到了快速的发展，开创了现代文明的新时代。那么，究竟什么是疫苗呢?

疫苗的定义

疫苗是指针对疾病的病原微生物或其蛋白质、多糖、核酸，通过人工灭活、减毒、裂解、基因重组、提纯等手段制作的预防性生物制品。有的疫苗成分单一，有的疫苗含有不同的成分，还有的疫苗是将致病原减毒制成的。疫苗在进入人体后，能够诱导机体产生破坏、抑制、灭活致病原的特殊免疫成分，从而达到治疗和预防疾病的目的。

疫苗的发展

疫苗的发展经过了漫长的历史，亚洲首次尝试用疫苗防治疾病是在10世纪，我国首次对疫苗有详细的记载是在1695年，第一个安全预防天花的疫苗诞生于1796年。到了1900年，已经有5种疫苗投入使用，但是直到第一次世界大战，疫苗才被人们广泛接受。1974年，全球免疫计划对传染病控制进行了规划，希望1岁以下的婴儿都能接受白喉、百日咳、破伤风、麻疹、小儿麻痹症和肺结核的疫苗接种。

疫苗对人类来说是非常重要的，尤其是儿童抵抗力较弱，更需要有计划地接种疫苗来预防疾病，形成免疫屏障，疫苗也是儿童健康成长必不可少的“守护神”。

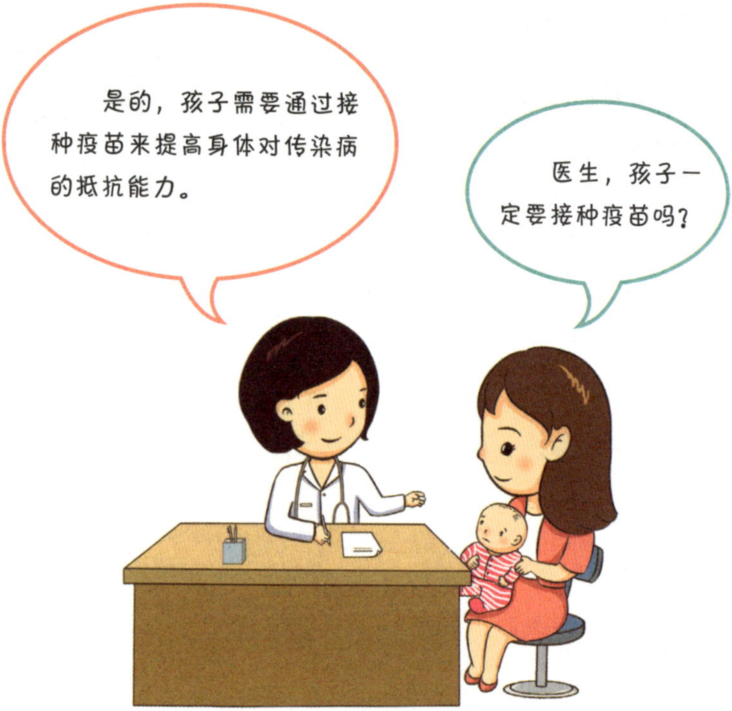
是的，孩子需要通过接种疫苗来提高身体对传染病的抵抗能力。
医生，孩子一定要接种疫苗吗？

2 为什么要进行疫苗接种

人类和不同的生物共同生活在地球上，难免会遭到一些有害物质的侵犯，如很多致病的病毒、细菌、支原体等都可以在人类中进行大规模的传播，造成人类患病或死亡。因此，人类需要通过疫苗接种来对抗这些危险因素。

疫苗接种的原因

疫苗接种是目前大家公认的最经济有效的防治疾病的方式，人类通过有计划地进行疫苗接种，可以提高自身的免疫力，免受疾病的危害。疫苗接种不仅是对自己的生命和健康负责，也是对社会的安全和稳定负责，因此，公民应该自觉接受疫苗接种，有效地控制传染病的传播，为人类的健康安全及社会的和谐发展尽一份力。

疫苗接种的意义

疫苗接种是控制、预防和消灭传染病最有效的措施，能够有效提高人体的免疫力，减少疾病和死亡的发生，有效地控制传染病的传播，保护人类的健康和安全，维护社会的协调发展。疫苗接种不仅对个人和家庭，而且对社会和经济的发展有长远、积极的影响。

接种疫苗的重要性

疫苗对于人类来说是非常重要的，尤其是对婴幼儿。婴幼儿虽然可以从母体中获得一些保护性抗体，让其免受各种传染病的危害，但是随着孩子的成长，这些从母体中获得的保护性抗体会逐渐消失，不足以保护孩子，而孩子自身的免疫系统发育还不够成熟，无法起到保护机体的作用，因此，孩子的免疫水平是相当低的。再加上很多传染性强、传播广的疾病特别容易侵袭婴幼儿，而婴幼儿患病之后病情与成年人相比更加凶险，并发症多，更容易致残甚至死亡，即使能够治愈也会花费家长大量的金钱和精力，这些都不是一般家庭所能承受的。因此，疫苗接种是非常重要的。

疫苗接种的好处

我国全面推行了免疫规划制度，颁布了儿童免疫程序，在程序内的免疫规划疫苗都是免费的，家长只需要按时带孩子进行接种就可以非常方便地帮助孩子预防多种疾病，让孩子获得更强的抵抗力和免疫力，能够更加健康地成长。因此，家长要重视孩子的疫苗接种，提高安全卫生保健意识，科学地看待疫苗接种，有效地防治各种疾病，让孩子远离传染病的侵害。

目前，我国儿童免疫规划的目的更加明确，管理更加科学合理，措施更加具体、完善，随着疫苗行业的发展，其安全性和有效性均得到有效保障。因此，家长应该科学认识疫苗的重要性，放心地给孩子接种疫苗，为孩子的健康筑起坚实的屏障。

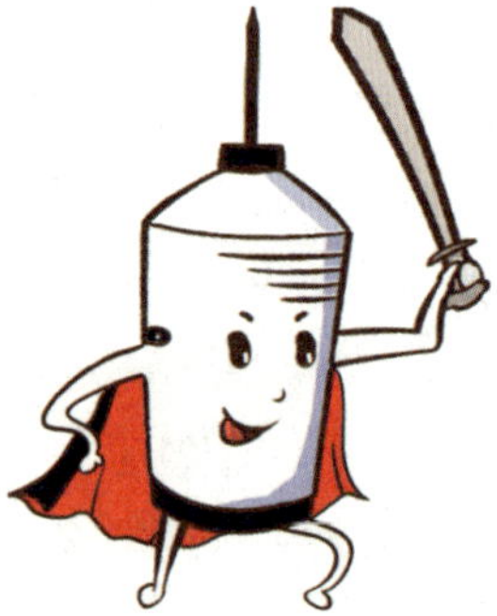

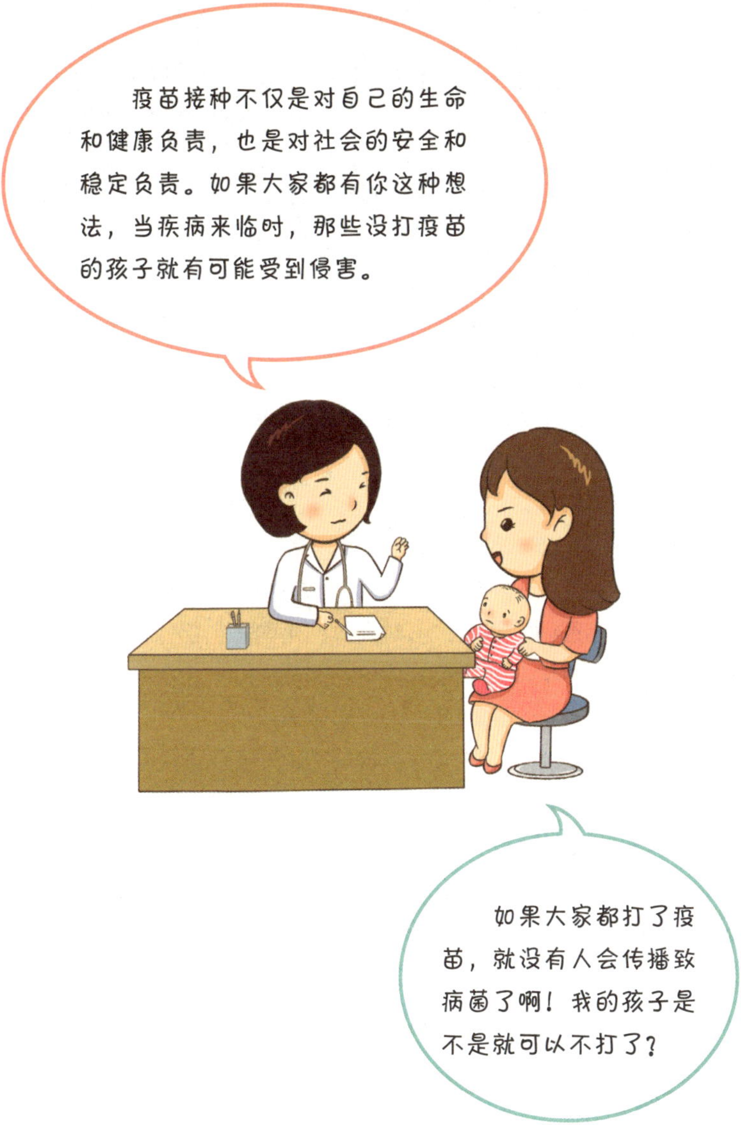
疫苗接种不仅是对自己的生命和健康负责，也是对社会的安全和稳定负责。如果大家都有你这种想法，当疾病来临时，那些没打疫苗的孩子就有可能受到侵害。
如果大家都打了疫苗，就没有人会传播致病菌了啊！我的孩子是不是就可以不打了？

3 疫苗有哪些分类方式

疫苗有多种分类方式，可以根据疫苗的研发技术进行分类，也可以根据疫苗的制造工艺进行分类，还可以根据疫苗是否收费及剂型进行分类。

按照疫苗的研发技术进行分类

按照研发技术，疫苗可以分为传统疫苗和新型疫苗两类。其中传统疫苗可以分为减毒活疫苗和灭活疫苗。减毒活疫苗是指采用人工的方法，将病原微生物进行减毒，让其毒性降低，但保留其原有的特征。通过将这些减毒活疫苗输入人体来引起人体的主动免疫反应，产生免疫抗体，从而达到防治疾病的目的。目前人们常用的减毒活疫苗有卡介苗、麻疹-风疹-腮腺炎联合疫苗、水痘疫苗等。

灭活疫苗是指采用物理或化学的方法，将病原微生物直接杀死，让其没有致病的能力，不对人体产生伤害，但保留了其中的抗原成分，接种后依然会引起人体的免疫反应，产生免疫物质。灭活疫苗一般需要进行多次接种，否则难以形成保护性抗体。目前人们常用的灭活疫苗主要有白喉-百日咳-破伤风联合疫苗、甲肝灭活疫苗等。

除了以上传统疫苗外，目前越来越多地采用基因工程技术生产疫苗，包括基因工程亚单位疫苗、基因工程载体疫苗、核酸疫苗、基因缺失疫苗、遗传重组疫苗、合成肽疫苗等，这些都属于新型疫苗。

按照疫苗是否收费进行分类

按照是否收费，疫苗可以分为免疫规划疫苗和非免疫规划疫苗。免疫规划疫苗是指居民应当按照政府的规定接种的疫苗，由政府免费向居民提供。非免疫规划疫苗是指由居民自费并且自愿接种的其他疫苗。

减毒活疫苗和灭活疫苗

减毒活疫苗是在保留病毒原有特征的基础上，降低其毒性。通过注入减毒活疫苗能让人体产生免疫抗体。

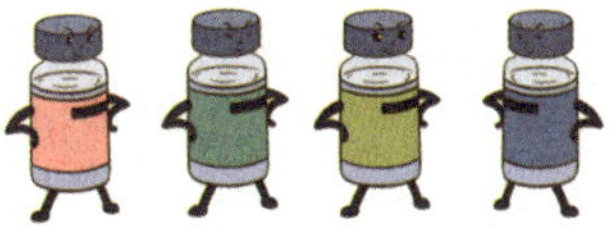

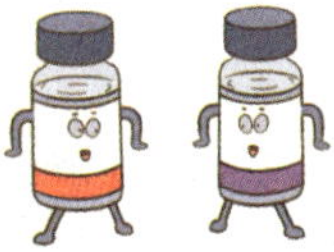

灭活疫苗是将病原微生物直接杀死，让其没有致病的能力，只保留其中的抗原成分。

灭活疫苗一般需要进行多次接种，否则难以形成保护性抗体。

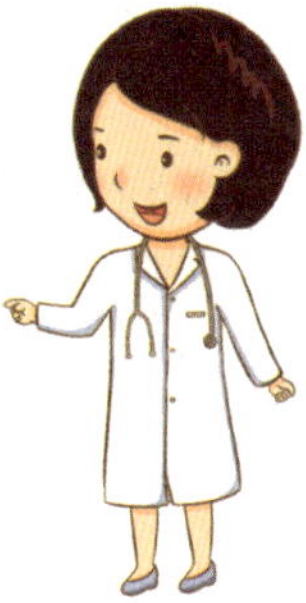

免疫规划疫苗和非免疫规划疫苗

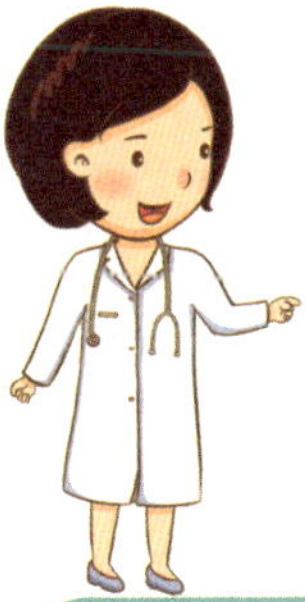

免疫规划疫苗是国家规定接种的疫苗，由政府公开招标采购，免费接种，用于儿童常规免疫接种、应急接种和群体性预防接种。

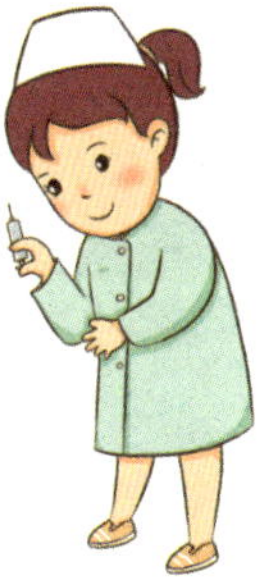

非免疫规划疫苗是指由居民自费并且自愿接种的其他疫苗，可用于常规免疫没有覆盖的疫苗品种或人群接种。

4 如何提高儿童免疫力

如何提高儿童免疫力，让孩子少生病或者不生病，这是每位家长都关心的话题。孩子一旦生病，家长比孩子更加难受。那么，要想提高儿童免疫力，必须清楚儿童免疫力是如何形成的。

儿童免疫力的形成

儿童免疫力的形成分为先天和后天两种，先天免疫力是每个孩子出生时天生的自然免疫力，可以对新生儿起到全面的保护作用，包括人体机械防御机制，如皮肤的屏障功能、咳嗽等；体内的化学成分，如胃酸中的盐酸、肠液中的胆盐等，具有抑菌和杀菌作用。

孩子后天的免疫力是随着孩子的成长逐渐获得的，随着孩子的生长发育，机体免疫系统逐渐完善，抗体逐渐增多，同时也需要依靠后天的疫苗接种来增强免疫力。

增强儿童免疫力的方法

要想增强儿童的先天免疫力，在孩子出生前母亲的身体一定要健康，出生后通过母乳喂养能很好地对孩子进行免疫力传递。

要想增强儿童的后天免疫力，一是需要按时接种疫苗；二是要养成健康的饮食习惯，营养均衡的饮食对于增强儿童免疫力是非常有益的；三是要给孩子制造轻松愉悦的成长环境，避免孩子出现压抑和焦躁的情绪；四是要让孩子充分地放松和休息，以促进身体发育和恢复；五是及时补充孩子成长所需的各种营养元素。同时，多让孩子进行户外运动，多呼吸新鲜空气，多晒太阳，也能够帮助孩子增强免疫力。

儿童免疫力的形成分为先天和后天两种

增强先天免疫力的方法

- ◆母亲身体好
- ◆孕期作息健康
- ◆母乳喂养

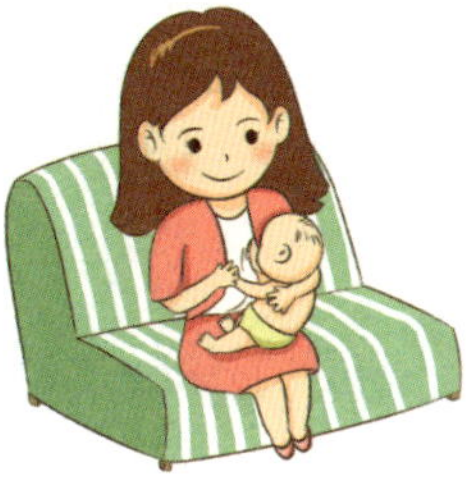

增强后天免疫力的方法

◆按时接种疫苗

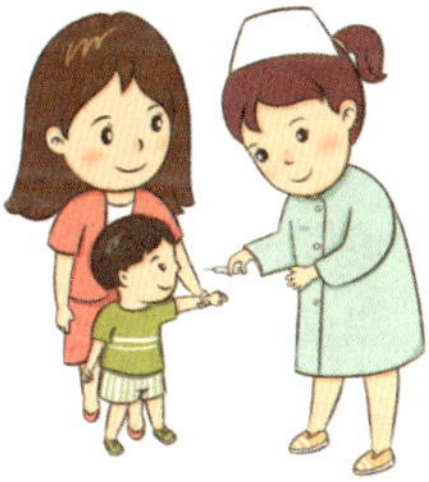

◆健康的饮食习惯

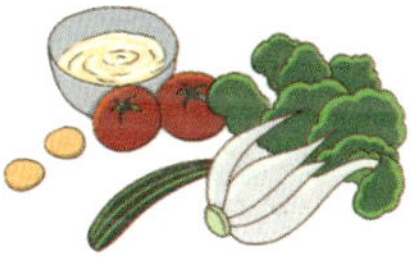

◆轻松愉悦的成长环境

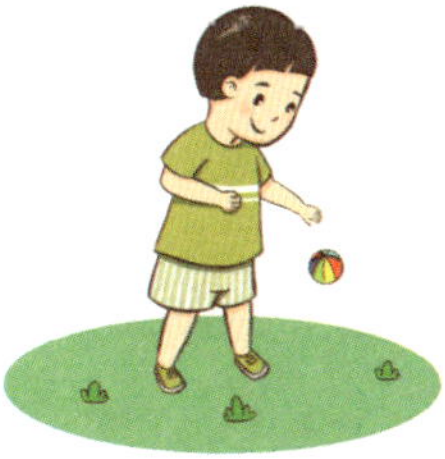

◆充分地放松和休息

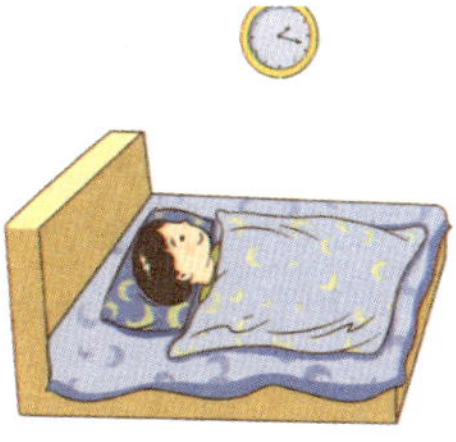

◆及时补充孩子成长所需的各种营养元素

5 儿童为什么要预防接种

儿童的免疫系统是不成熟的，通过预防接种可以促进儿童的免疫系统成熟。疫苗接种可以帮助儿童抵御多种疾病，使危害儿童的疾病得到有效控制，让孩子的身体能够更加健康强壮。

帮助儿童控制和消灭传染病

疫苗接种可以有效增强儿童免疫力，使儿童各种疾病的发病率大幅度降低，对儿童的健康有着不可估量的作用。疫苗可以有效控制和消灭传染病，不仅能大大地降低儿童脊髓灰质炎、白喉、百日咳、麻疹等传染病的发病率，还能显著降低儿童乙肝表面抗原的携带率。

为儿童建立起成熟的免疫系统

儿童在疫苗接种之后，个体免疫水平可以大大提高，免疫系统也更加成熟。疫苗接种可以为儿童建立起牢固的免疫屏障，有效阻断传染病在儿童间的传播，降低儿童多种疾病的发病率。

对儿童的综合预防性作用强

疫苗对儿童的综合保护作用强，可以有效地帮助儿童切断传染源和传播途径，保护易感人群。疫苗种类多样，可以针对不同类型的传染病进行有效预防，效果显著。疫苗在儿童免疫的过程中为儿童提供更加安全、方便、有效的保护，经济且安全，同时也可以为国家节约大量卫生资源，投资较小，对儿童多种疾病的预防效果明显。

接种疫苗的好处

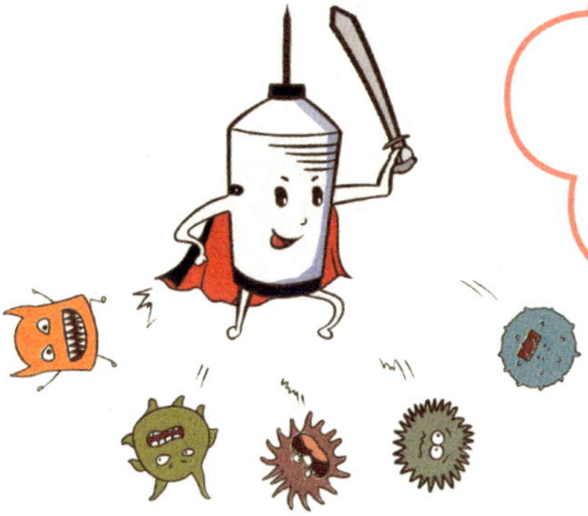

接种疫苗可增强儿童免疫力，帮助控制和消灭传染病。

接种疫苗，为儿童建立起成熟的免疫系统，提供更持久和牢固的免疫屏障。

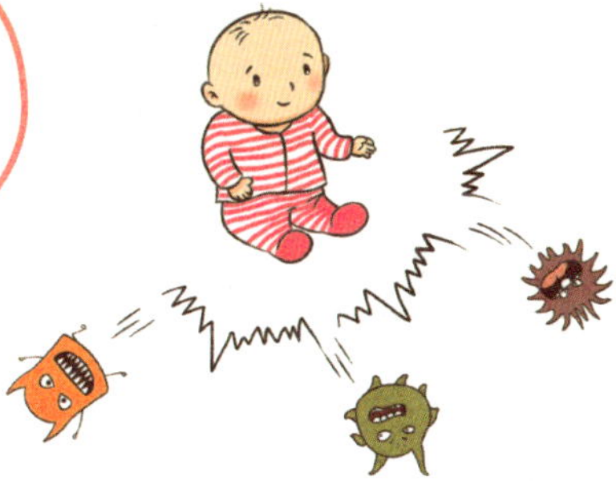

接种疫苗可针对不同类型的传染病进行有效预防，对儿童的综合预防性作用强。

6 常规预防接种能预防哪些疾病

儿童在1岁以前基本上每个月都要接种疫苗，这些常规的预防接种可以有效地预防很多传染病的发生。现在传染病多有发生，为了孩子的健康，家长应该对常规疫苗接种更加重视。

常规预防接种能预防的疾病

常规预防接种能预防的具体疾病如表1-1所示。

表1-1常规预防接种能预防的疾病

	疫苗名称	预防疾病
常规免费疫苗	卡介苗	严重类型的结核病
	乙肝疫苗	乙型肝炎
	脊髓灰质炎疫苗	脊髓灰质炎（小儿麻痹症）
	百白破疫苗/白破疫苗	百日咳、白喉和破伤风
	麻腮风疫苗	麻疹、腮腺炎、风疹
	A群流脑多糖疫苗	A群脑膜炎奈瑟菌引起的感染
	A+C群流脑多糖疫苗	A群和C群脑膜炎奈瑟菌引起的感染
	乙脑疫苗	流行性乙型脑炎
	甲肝疫苗	甲型肝炎
常规自费疫苗	轮状病毒疫苗	轮状病毒引起的腹泻
	肺炎疫苗	肺炎球菌引起的感染性疾病
	流感疫苗	流行性感冒
	b型流感嗜血杆菌疫苗	b型流感嗜血杆菌引起的感染性疾病
	肠道病毒71疫苗	肠道病毒71引起的手足口病

儿童疫苗的接种程序是充分考虑了传染病高发概率，以及接种后产生的保护性抗体在人体内留存的时间等因素制定的。因此，为了孩子的健康，家长需要严格按照儿童疫苗接种程序的规定，让孩子按时接种相应的疫苗。

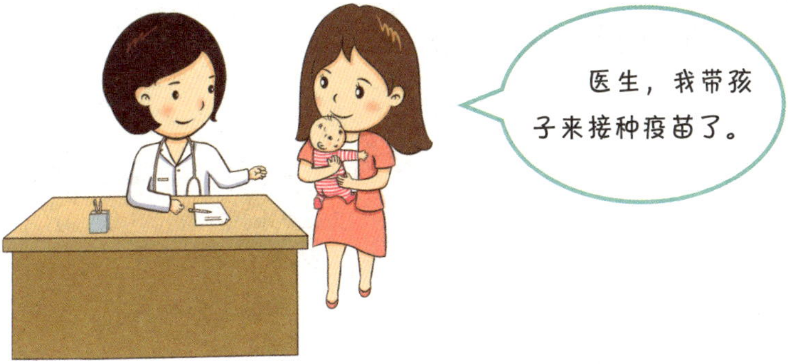
医生，我带孩子来接种疫苗了。

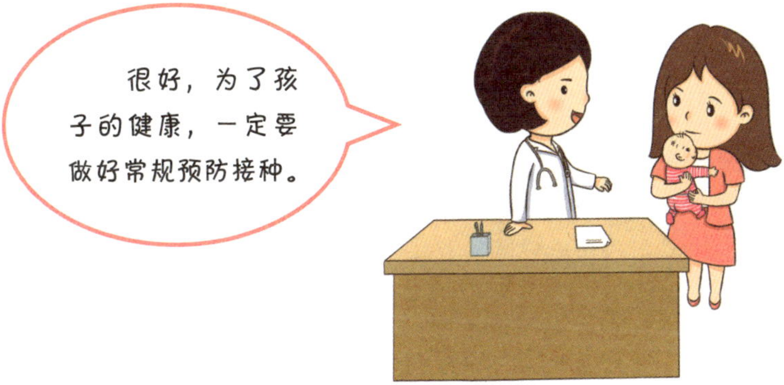
很好，为了孩子的健康，一定要做好常规预防接种。

常规预防接种一般在孩子出生之后开始进行，孩子 1 岁以前基本每个月都要进行预防接种，3 岁之后接种疫苗的种类和次数减少。

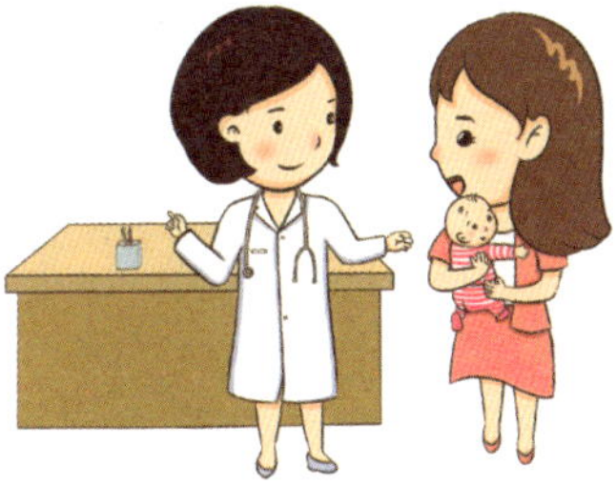

7 如何检测儿童免疫力

在儿童成长的过程中，家长如果想了解孩子的免疫力情况，可以对孩子的免疫力进行检测，根据孩子的临床表现和实验检测数据评估孩子的免疫力，更好地掌握孩子免疫力的情况。

儿童免疫力检测是指对儿童免疫力的情况进行评估，其中较轻的免疫力降低可以采用儿童的临床表现进行评估，较重的儿童免疫力降低则可以采用实验检测进行评估。

较轻的儿童免疫力降低检测

主要采用临床表现进行较轻的儿童免疫力降低检测，当儿童的免疫功能出现轻微降低时，有可能患上感冒、扁桃体炎、哮喘、支气管炎、肺炎、腹泻、过敏等疾病，并且会反复发作，这时可以带孩子去医院进行免疫五项、微量元素检测，以及血常规等检查来检测孩子的免疫力。

较重的儿童免疫力降低检测

较重的儿童免疫力降低，也就是儿童免疫缺陷，需要通过实验的客观数据进行检测，即通过对儿童细胞、体液的免疫检测，来发现儿童的免疫缺陷。儿童出现免疫缺陷的临床表现是反复感染、易发生自身免疫性疾病、易患恶性肿瘤等，而且还会引发很多其他感染，甚至影响孩子的生长发育，因此，家长对儿童免疫力的问题应该重视。较重的儿童免疫力降低检测项目包括对儿童细胞、体液、吞噬功能等方面的免疫检测。

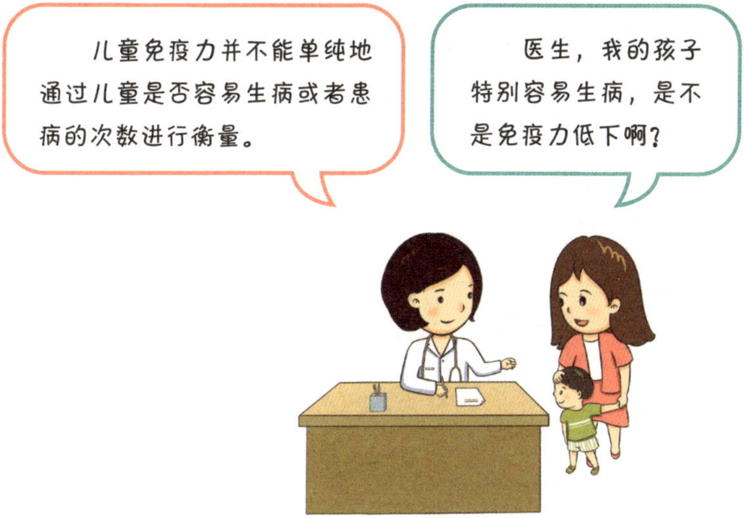
医生，我的孩子特别容易生病，是不是免疫力低下啊？
儿童免疫力并不能单纯地通过儿童是否容易生病或者患病的次数进行衡量。

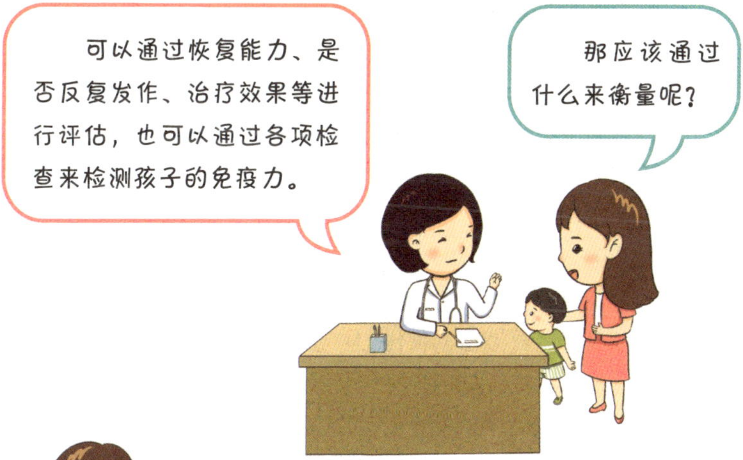
那应该通过什么来衡量呢？
可以通过恢复能力、是否反复发作、治疗效果等进行评估，也可以通过各项检查来检测孩子的免疫力。

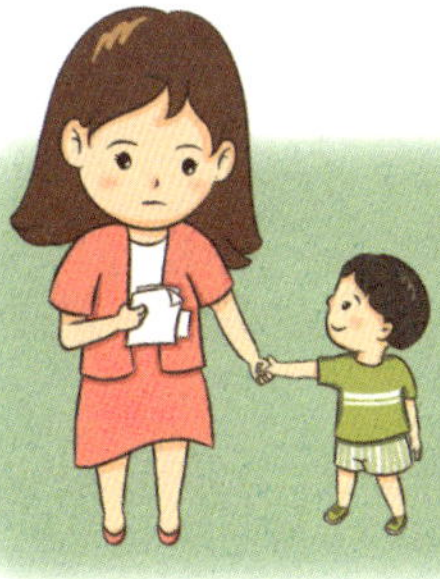

家长可以带孩子去医院进行专业的免疫力检测，了解孩子的免疫力情况，尽早找到孩子免疫力的问题，并及时补充缺乏的营养元素或者进行治疗。

8 免费疫苗与自费疫苗

免费疫苗与自费疫苗的区别

一种疫苗是否纳入政府免费提供范围需要综合考虑疾病负担、当前疫苗生产能力、国家财政经费支持能力等综合因素，从疾病预防的角度来说，自费疫苗和免费疫苗同等重要，因此，建议有条件的家长根据自身需求为孩子选择接种，给孩子更全面的保护。

此外，免费疫苗和自费疫苗也不是一成不变的。今后随着我们综合国力的增强，会有更多的自费疫苗被列入免费范畴。

自费疫苗如何接种

自费疫苗根据接种起始时间、疾病严重程度、疾病负担等因素，建议选择顺序依次为：13价肺炎球菌多糖结合疫苗、b型流感嗜血杆菌疫苗、轮状病毒疫苗、流感疫苗、水痘疫苗（部分省市已将水痘疫苗纳入免费疫苗）、肠道病毒71疫苗、A+C群流脑结合疫苗、ACYW135群流脑多糖疫苗、霍乱疫苗等。

免费疫苗和自费疫苗接种的注意事项

自费疫苗是免费疫苗的替代和补充

自费疫苗中有一些可直接替代免费疫苗，与免费疫苗所预防疾病相同或更多，如乙脑灭活疫苗、A+C群流脑结合疫苗、ACYW135流脑疫苗、五联疫苗等。此外，还有一些自费疫苗是免费疫苗的补充，所预防疾病是免费疫苗尚未覆盖的，如13价肺炎球菌多糖结合疫苗、b型流感嗜血杆菌结合疫苗、轮状病毒疫苗等。免费疫苗和自费疫苗都是安全、有效的，建议家长优先选择免费疫苗中未纳入的种类，以获得更全面的保护。

不同疫苗之间是否可同时接种，要依免疫程序、技术指南、接种方案及最新证据确定。除狂犬病疫苗、破伤风疫苗等特殊接种情形外，其他自费与免费疫苗的接种时间相同但未选择同时接种的，应当优先接种免费疫苗。两种及以上注射类减毒活疫苗如果未同时接种，应当间隔≥28天进行接种。灭活疫苗和口服减毒活疫苗，如果与其他种类疫苗（包括减毒活疫苗和灭活疫苗）未同时接种，对接种间隔不作限制。

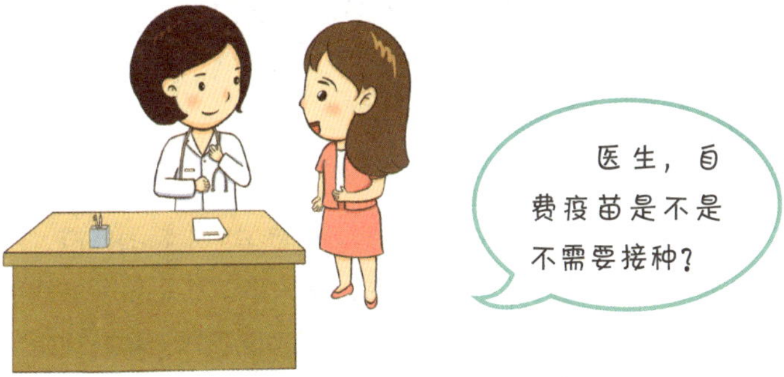
医生，自费疫苗是不是不需要接种？

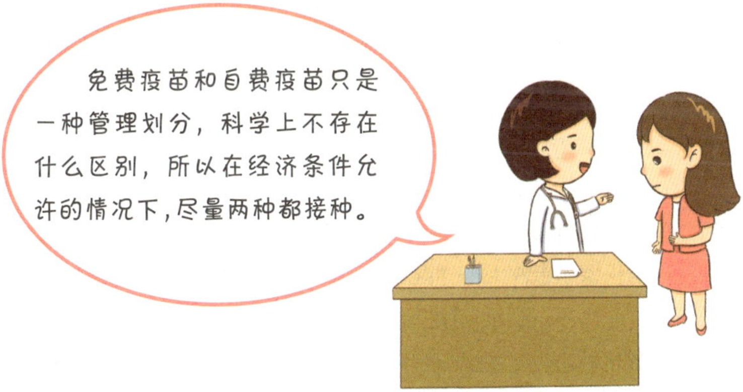
免费疫苗和自费疫苗只是一种管理划分，科学上不存在什么区别，所以在经济条件允许的情况下，尽量两种都接种。

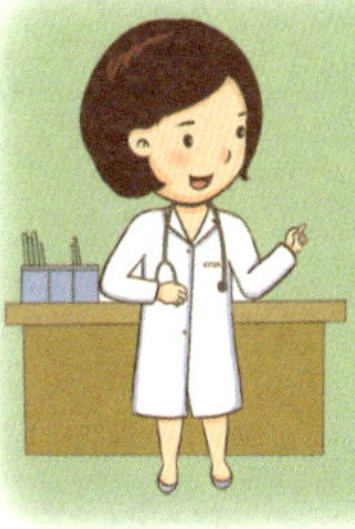

在接种疫苗的过程中要充分了解接种疫苗的详细情况，知道孩子接种的是什么疫苗，可以预防什么疾病，可能会出现什么不良反应，以及是否有更好的接种选择，确保孩子接种疫苗安全有效。

9 什么是联合疫苗

孩子从出生到2岁前需要打各种各样的疫苗，家长平均2周就要带孩子接种1次疫苗，累计疫苗接种剂数达30剂左右，疫苗接种成为家长和孩子不小的负担，为此花费了不少时间和精力。那么打疫苗的过程能否进行优化呢？联合疫苗可以很好地帮助家长解决这些困扰。

联合疫苗的优势

为了预防多种疾病，孩子一出生就要接种不同的疫苗，特别是在2岁前需要种类繁多、次数频繁，给孩子、家长和医生都带来了很多负担。联合疫苗可以将多种疫苗联合配制在一起，预防多种疾病，有效地简化预防接种程序，减轻家长和孩子的负担，在减少孩子接种次数的情况下，同样能够达到预防疾病的效果。

什么是联合疫苗

联合疫苗是指联合配制而成的含有两个或者多个活性或者灭活抗原的疫苗，联合疫苗可以用来预防多种不同疾病或者由同一病原微生物不同亚型引起的同一种疾病，包括多联疫苗和多价疫苗。联合疫苗并不是将不同的疫苗进行简单的组合，而是在充分考虑不同疫苗中抗原的可溶性、物理兼容性和稳定性的前提下进行配制的，并且对联合疫苗不同抗原之间的竞争、抑制、不良反应加重等情况都进行了充分研究。常见的联合疫苗有百日咳、白喉、破伤风三联疫苗，A+C群流脑结合疫苗等。

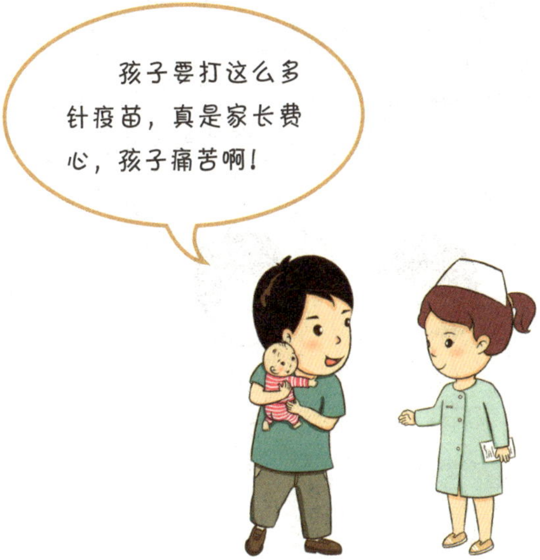
孩子要打这么多针疫苗，真是家长费心，孩子痛苦啊！

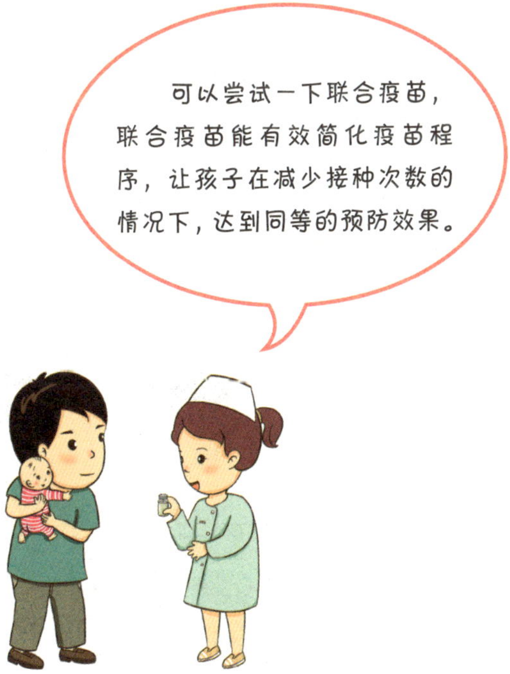
可以尝试一下联合疫苗，联合疫苗能有效简化疫苗程序，让孩子在减少接种次数的情况下，达到同等的预防效果。

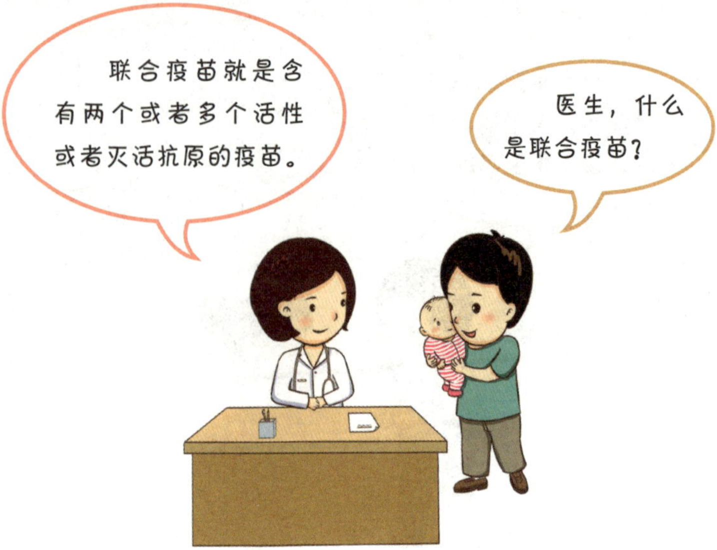
医生，什么是联合疫苗？
联合疫苗就是含有两个或者多个活性或者灭活抗原的疫苗。

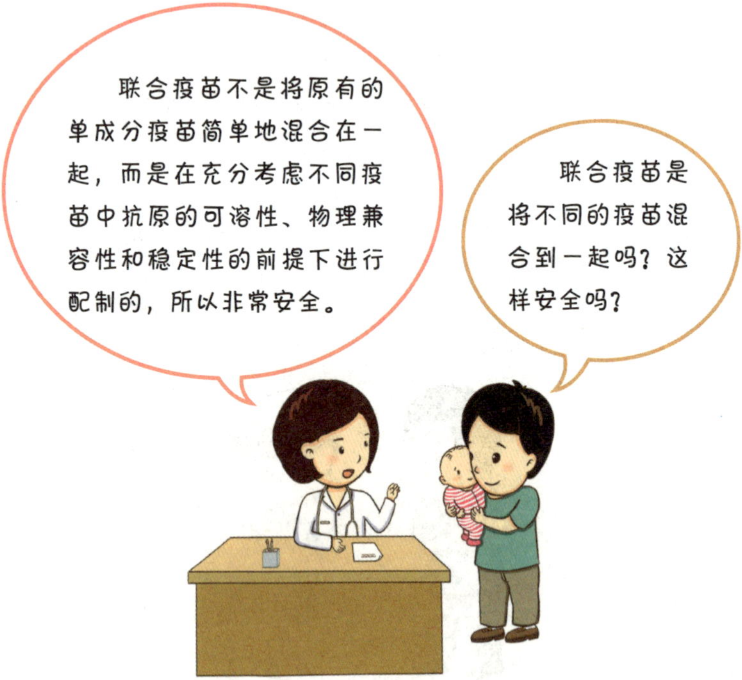
联合疫苗是将不同的疫苗混合到一起吗？这样安全吗？
联合疫苗不是将原有的单成分疫苗简单地混合在一起，而是在充分考虑不同疫苗中抗原的可溶性、物理兼容性和稳定性的前提下进行配制的，所以非常安全。

联合疫苗的安全性

很多家长一方面觉得联合疫苗非常方便快捷，另一方面又担心联合疫苗的安全性。其实联合疫苗是非常安全的，并且联合疫苗还可以提高单一疫苗的相对安全性，家长对此是不需要担心的。

目前联合疫苗的应用情况如下。

◆中国国内研制的联合疫苗包括百日咳、白喉、破伤风三联疫苗（DTaP），百日咳、白喉、破伤风和b型流感嗜血杆菌四联疫苗（DTaP-Hib），麻疹、腮腺炎、风疹三联疫苗（MMR），流行性脑脊髓膜炎A+C型2价疫苗。

◆国外研制已进口到中国的联合疫苗包括百白破、灭活脊髓灰质炎和b型流感嗜血杆菌五联疫苗（DTaP-IPV/Hib），13价肺炎球菌多糖结合疫苗（PCV 13），23价肺炎球菌多糖疫苗（PPV23）等。

◆国外研制尚未进口到中国的联合疫苗包括麻疹、风疹、腮腺炎和水痘四联疫苗（MMR+VAR），百白破、b型流感嗜血杆菌和脊髓灰质炎、乙型肝炎六联疫苗（DTaP-Hib-IPV-HB）。

总之，联合疫苗的应用前景是非常广阔的，二联到五联的联合疫苗无论是理论上还是实践上都已经被证明是可行的，采用较少的接种次数来预防更多疾病也是未来疫苗研制的努力方向，因此，家长不必过于担心联合疫苗的安全性，未来更加优化、方便、快捷的接种方式将有望成为可能。

10 疫苗接种后为什么需要再次加强

孩子出生之后需要接种的疫苗有很多种，有些疫苗在接种成功之后就可以给孩子长达一生的保护，而有的疫苗随着时间的推移，抵抗疾病的能力逐渐下降，因此，需要在初次免疫之后再次加强。

疫苗接种后为什么需要再次加强

疫苗接种可以分为基础免疫和加强免疫两部分，在完成疫苗的基础免疫之后，人体获得的抗体可以维持一段时间，但是随着时间的推移，抗体水平逐渐衰减，这时需要进行加强免疫。加强免疫可以延长免疫的效果，给人们提供更好的保护。

什么疫苗需要加强

不同的疫苗维持的时间各不相同，有的需要在1年之后进行加强，有的更长时间后才需要加强，有的则不需要加强。某种疫苗是否需要加强是国家、各省市根据疾病流行情况、疫苗的临床试验结果等确定的，对此不太清楚的家长可以向预防接种门诊进行咨询。

不仅不同的疫苗加强免疫的时间不同，而且疫苗是否需要加强免疫还需要根据不同人的身体状况来决定。例如，乙型肝炎（简称乙肝）是一种常见且传染性强的疾病，人们在出生时就需要接种乙肝疫苗，但是有的人在出生时进行注射就可以终身免疫，而有的人的乙肝免疫能力却随着时间的推移而下降，因此建议某些高危人群或特殊健康状态人群定期进行抗体检测，根据结果决定是否需要加强接种。

常见的需要加强免疫的疫苗

- ◆百白破三联疫苗：3、4 和 5 月龄时分别接种 1 次；1.5 ~ 2 岁期间需要加强接种，接种方法与基础免疫一样。
- ◆脊髓灰质炎疫苗：2、3 月龄时分别接种 1 次灭活疫苗；4 月龄时口服 1 次减毒活疫苗；4 岁时加强接种 1 次减毒活疫苗。
- ◆甲肝灭活疫苗：1.5 岁时接种 1 次，2 岁时加强接种 1 次。
- ◆流脑疫苗：6、9 月龄时分别接种 1 次 A 群流脑疫苗，3 岁、6 岁时分别加强接种 1 次 AC 群流脑疫苗。
- ◆乙脑减毒活疫苗：8 月龄时接种 1 次；2 岁时加强接种 1 次。
- ◆乙肝疫苗：0、1 和 6 月龄时分别接种 1 次。推荐高风险人群 5 ~ 10 年根据抗体检测结果定期加强。
- ◆麻腮风疫苗：8 月龄时接种 1 次，1.5 岁时加强接种 1 次。

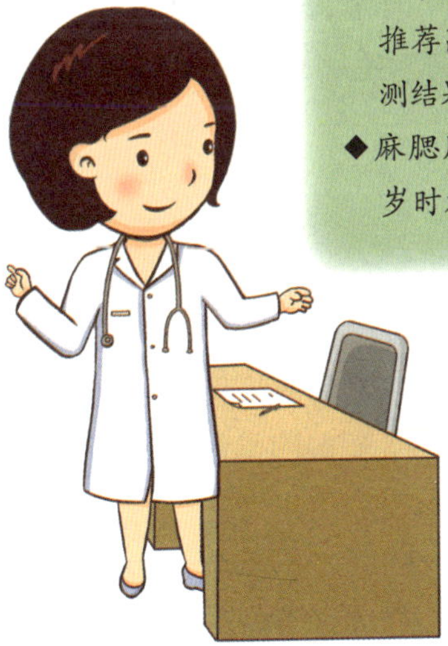

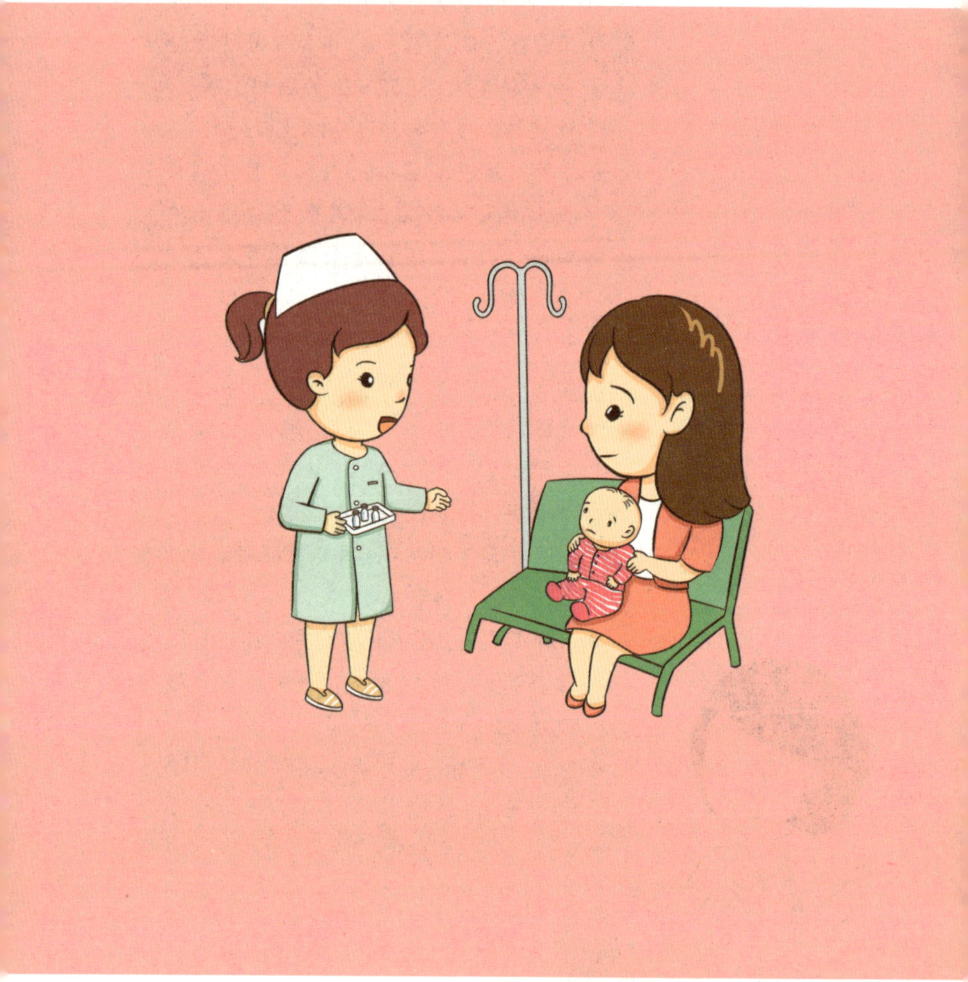

第2章

儿童预防接种的注意事项

由于疫苗是减毒或灭活的病毒或细菌，预防接种是模拟传染性疾病的部分过程，以促进儿童体内产生针对传染性疾病的抵抗能力，所以接种后会引起人体微小“疾病”过程。了解儿童预防接种的相关注意事项，可以让家长更放心地给孩子接种疫苗。

1 预防接种前家长需要做哪些准备

预防接种对孩子的身体健康是非常有益的，可以有效地预防多种传染病，但孩子在疫苗接种之前，家长需要做一些准备工作，充分了解疫苗的详细信息及孩子的身体情况，避免出现由于接种禁忌导致的不良反应。

了解疫苗的相关知识

家长在带孩子接种疫苗前，需要为孩子准备好“预防接种证”，并提前阅读“预防接种知情同意书”，通过认真阅读，家长可以充分了解待接种疫苗的相关知识，了解接种月龄、接种禁忌证、接种后注意事项等，做到心中有数，避免出现因疫苗知识缺乏而导致孩子出现不良反应。在孩子进行疫苗接种前，家长还应该充分地了解孩子的身体状况，注意孩子最近是否有发热、腹泻、咳嗽等症状，最近是否在吃药，3个月内是否使用过免疫球蛋白等。如果孩子有以上情况，应及时告知医生，让医生判断孩子是否能够接种疫苗。

了解孩子是否有过敏史和禁忌证

在进行预防接种前，家长应如实告知接种医生孩子是否有过敏史和禁忌证，有过敏史和禁忌证的孩子在接种疫苗时需要遵医嘱，谨慎接种。此外，若孩子身患急性疾病、严重慢性疾病、慢性疾病的急性发作期或发热应暂缓接种，例如心脏疾患、肝肾疾病、活动性肺结核、皮肤化脓性疾病、急性传染病等。如果孩子正在接受皮质激素、放射治疗或抗代谢药物治疗，也需要推迟疫苗的接种时间。

在孩子接种疫苗前，家长还应做好孩子的护理工作，使孩子在接种疫苗前能够保证充足的睡眠，饮食要均衡，避免过度饥饿和劳累，以防孩子在接种疫苗时出现晕针的情况。家长应帮助孩子清洗干净手臂，穿上舒适宽大的衣物，方便接种，避免对接种部位的摩擦。

接种疫苗的注意事项

◆准备好“预防接种证”，仔细阅读“预防接种知情同意书”

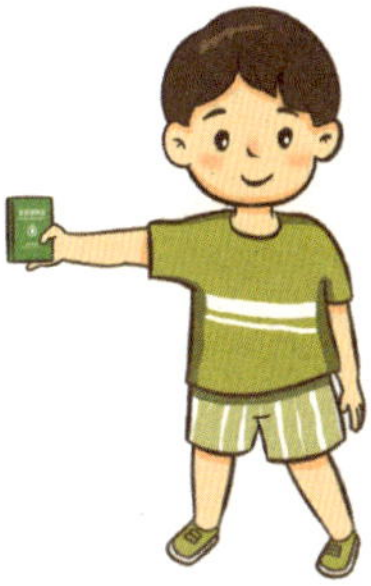

◆了解不同疫苗的作用

◆了解接种疫苗的时间

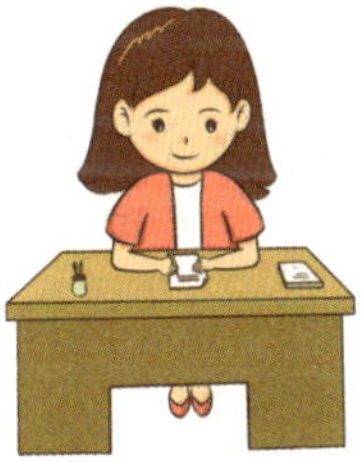

◆了解各类疫苗的禁忌证及不良反应

◆如孩子有不良反应史，应及时告知医生

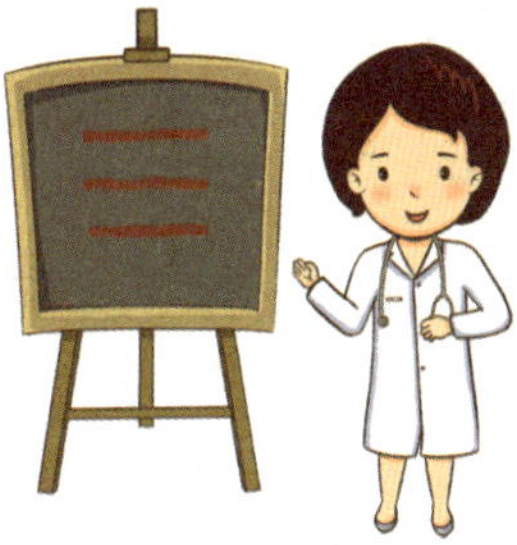

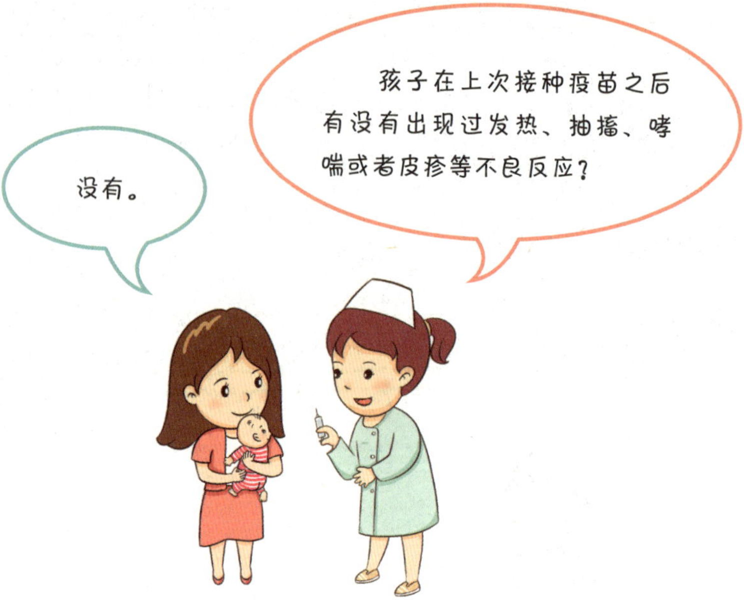
孩子在上次接种疫苗之后有没有出现过发热、抽搐、哮喘或者皮疹等不良反应？
没有。

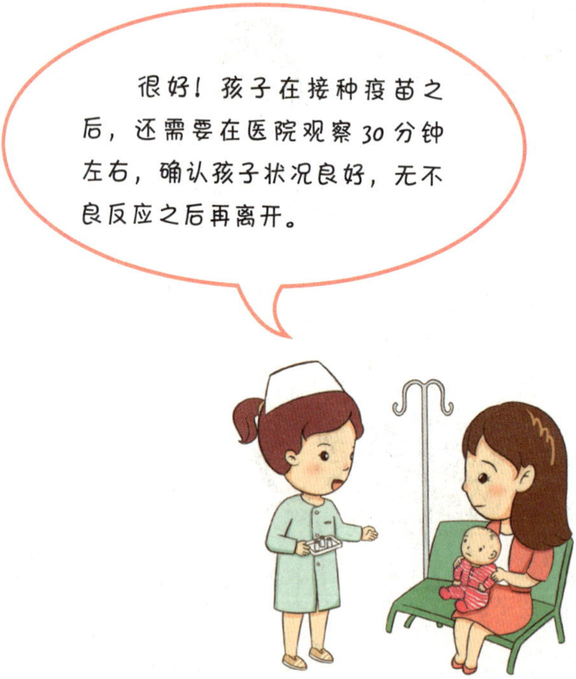
很好！孩子在接种疫苗之后，还需要在医院观察30分钟左右，确认孩子状况良好，无不良反应之后再离开。

2 预防接种有哪些禁忌证

预防接种是为了预防各种疾病，但是预防接种也是有禁忌的，如果孩子的身体处于禁忌状态，那么接种疫苗之后，可能会对身体产生一定危害，甚至产生严重反应，因此，家长要充分地了解预防接种的禁忌证，避免对孩子的身体产生危害。常见预防接种的禁忌证见表 2-1。

表 2-1 常见预防接种禁忌

疫苗品种	接种禁忌
所有疫苗	共有禁忌：已知对该疫苗所含任何成分（包括辅料、甲醛及抗生素）过敏者，既往接种同种疫苗或含有相同成分疫苗发生严重反应者；患脑病、未控制的癫痫和其他进行性神经系统疾病者；患急性疾病、严重慢性疾病、慢性疾病的急性发作期和发热者；妊娠期妇女
乙肝疫苗	共有禁忌
卡介苗	共有禁忌及免疫缺陷、免疫功能低下或正在接受免疫抑制治疗者；患湿疹或其他皮肤疾病者
脊髓灰质炎减毒活疫苗	共有禁忌及免疫缺陷、免疫功能低下或正在接受免疫抑制治疗者
脊髓灰质炎灭活疫苗	共有禁忌
百白破疫苗 / 白破疫苗	共有禁忌；注射百日咳、白喉、破伤风疫苗后发生神经系统反应者
麻腮风疫苗	共有禁忌；免疫缺陷、免疫功能低下或正在接受免疫抑制治疗者；患脑病者
A 群 /A+C 群流脑多糖疫苗	共有禁忌
乙脑减毒活疫苗	共有禁忌；免疫缺陷、免疫功能低下或正在接受免疫抑制治疗者
乙脑灭活疫苗	共有禁忌；患脑病者
甲肝减毒活疫苗	共有禁忌；免疫缺陷、免疫功能低下或正在接受免疫抑制治疗者
甲肝灭活疫苗	共有禁忌

在孩子接种了脊髓灰质炎减毒活疫苗的前后半小时不得进行哺乳和喂食。孩子如果在接种后出现低热、局部红肿、疼痛、发痒的状况属于正常现象，家长不必太过紧张，一般这些症状会在短时间内消失。如果孩子在接种之后出现高热、皮疹等过敏反应，那么家长就要重视了，应该及时就医并采取相应措施。

3 过敏体质儿童如何进行预防接种

过敏体质儿童的家长要关注孩子如何进行接种及接种疫苗的注意事项，确保孩子在接种疫苗的过程中不出现问题和不良反应。

过敏体质儿童预防接种的误区

有的家长认为自己的孩子是过敏体质不宜接种疫苗，并且孩子大部分时间都待在家里，感染疾病的可能性比较小，可以不必接种疫苗。这种观念是错误的，即使孩子长时间待在家中，也是有可能被病菌的携带者感染的，因此，是有必要接种疫苗的。如果孩子的体质较差，并且比较敏感，很容易感冒，有些疫苗是适合进行接种的，并且对改善孩子抵抗力差和容易过敏的情况也有一定好处。

过敏体质儿童预防接种的建议

过敏体质儿童进行预防接种时，要根据孩子的变应原（过敏原）进行疫苗的选择。如果孩子是高过敏体质，那么疫苗的选用要慎重，可根据医生的建议暂缓接种。如果孩子只对特定的物品过敏，如花粉、海鲜、鸡蛋、乳制品等，那么在过敏期间不宜进行疫苗接种，等待过敏反应消退之后可选择不含有孩子过敏成分的疫苗进行接种。如果孩子在接种后出现过敏反应，那么应该及时就医，在治疗的同时多喝水，促进过敏物质的代谢。并在下次接种疫苗之前告知医生孩子的过敏情况，避免该种疫苗的重复接种导致孩子过敏。

据了解，过敏体质的婴幼儿正在逐年增多，所以这类孩子的家长在带孩子进行疫苗接种时一定要更加谨慎，充分和医生进行细致沟通，如果孩子的过敏症状严重，一定要推迟或者待过敏症状完全消退后再进行疫苗接种，切莫大意加重孩子的过敏症状。

4 早产儿接种疫苗需要注意哪些事项

抗体不足

早产儿由于生长发育不完善，免疫系统不够成熟，功能无法与足月儿相比，因此，在接种疫苗之后产生的抗体水平可能受到一定影响。

尽早接种

早产儿由于免疫能力不足，一旦发病后病情会非常凶险，因此，应该尽早为早产儿接种疫苗，让孩子更快地得到抗体的保护。

调整时间

早产儿如果生命体征稳定，除卡介苗以外，无论出生体重多少，都应按照正常分娩婴儿的免疫程序和接种注意事项接种疫苗，不推荐加大接种时间间隔或减少接种次数。

需要注意的是，如果妈妈乙肝表面抗原阳性，即使孩子是早产儿，也建议在出生12小时内就接种乙肝疫苗。新生儿体重＜2000克的，第1针疫苗不应计入免疫程序，在婴儿达到1月龄时重新接种3剂乙肝疫苗。由于早产儿对HBV的免疫应答低于足月儿，所以胎龄小于32周的早产儿需在7月龄时进行血清学检测，如果抗体浓度较低则需加强接种。

5 鸡蛋过敏者能否接种流感疫苗

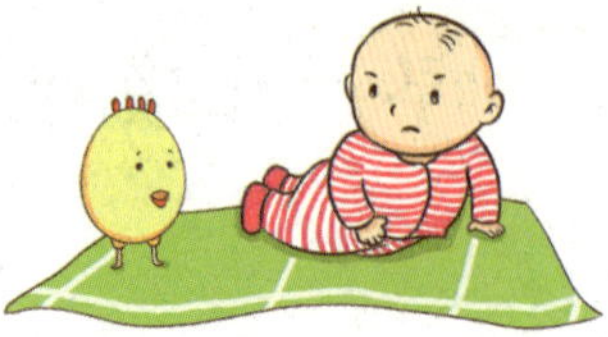

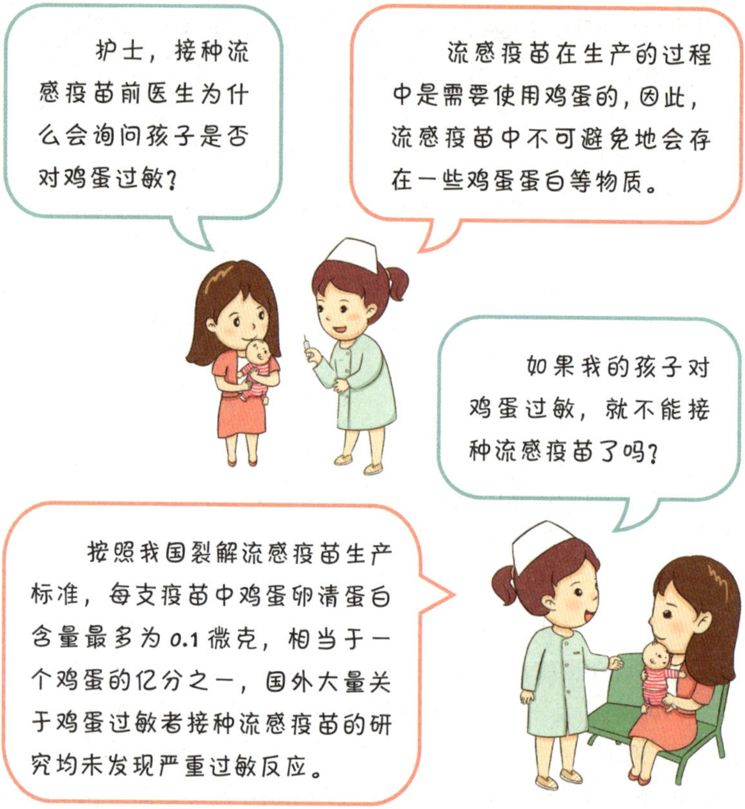
护士，接种流感疫苗前医生为什么会询问孩子是否对鸡蛋过敏？
流感疫苗在生产的过程中是需要使用鸡蛋的，因此，流感疫苗中不可避免地会存在一些鸡蛋蛋白等物质。
如果我的孩子对鸡蛋过敏，就不能接种流感疫苗了吗？
按照我国裂解流感疫苗生产标准，每支疫苗中鸡蛋卵清蛋白含量最多为0.1微克，相当于一个鸡蛋的亿分之一，国外大量关于鸡蛋过敏者接种流感疫苗的研究均未发现严重过敏反应。

虽然大量实践证明鸡蛋过敏者接种流感疫苗不会引发严重过敏反应，但目前国内上市的流感疫苗说明书中仍然标明了“鸡蛋（卵清蛋白或鸡源蛋白）过敏者禁用”，不过从疫苗安全性和获益两方面考虑，即使是鸡蛋过敏者接种流感疫苗也是有必要的，家长可以将孩子的过敏情况详细告知医生，在其指导下接种流感疫苗。

6 先天性心脏病患儿能否接种疫苗

为孩子接种疫苗可以让孩子免受传染病的威胁，但是家长同时要注意孩子的自身情况能否进行疫苗接种。患有先天性心脏病（简称先心病）的孩子接种疫苗时一定要慎重，由于先心病有很多不同类型，在接种时的注意事项也不相同，能否接种还需要详细咨询医生。

先心病患儿能否接种疫苗需要根据心功能情况而定

患有先心病的儿童能否接种疫苗需要根据孩子的心功能情况而定，如果孩子的心功能情况良好，只有小型室间隔缺损、动脉导管未闭、房间隔缺损等情况，那么进行预防接种不会对孩子的健康有严重的影响，应该接种疫苗。

如果孩子的心功能情况不好，具有严重的心功能障碍，经常出现严重的心力衰竭或者严重的发绀、缺氧等症状，就应该禁止和暂缓接种疫苗。这类儿童可以等到心功能恢复之后，具有较好的身体状况和体力时再进行疫苗的补种。由于不同的先心病患儿的具体情况不同，心功能的损伤情况也不相同，因此，具体能否接种疫苗还需要详细咨询医生。

先心病患儿接种疫苗的注意事项

即使是心功能情况比较好的儿童，在接种疫苗时也需要注意一些事项，避免接种后出现不良反应。先心病患儿如果有发热、过敏、腹泻等症状应暂缓接种；如果是过敏体质，则需在接种前查明变应原，避免接种含有其变应原的疫苗；如果有营养不良或者消化系统功能紊乱的状况，则不适合接种疫苗。

先心病患儿在接种疫苗前要做好充分的准备工作，了解其心功能情况和应该注意的事项，并且注意休息和饮食，尽可能地降低接种疫苗后出现不良反应的可能性。

7 为什么要按照免疫程序进行接种

获得更好的免疫效果

疫苗的免疫程序是以科学实践和临床试验作为依据的，因此，要想获得更好的免疫效果，只有遵循免疫程序进行接种，才能产生针对该种病原体的抵抗能力，有效地增强儿童免疫力，达到预防相关传染病的目的。

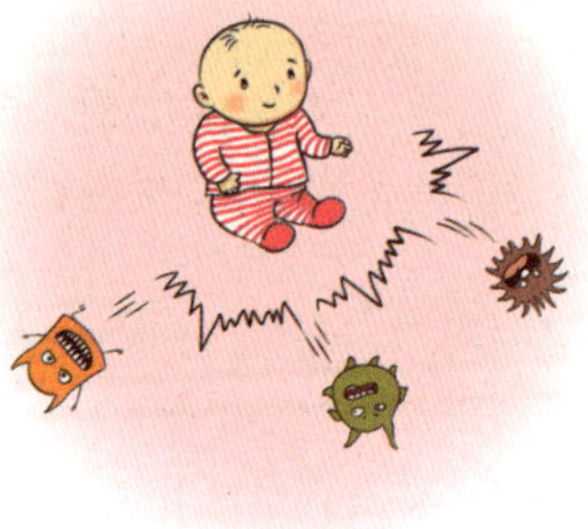

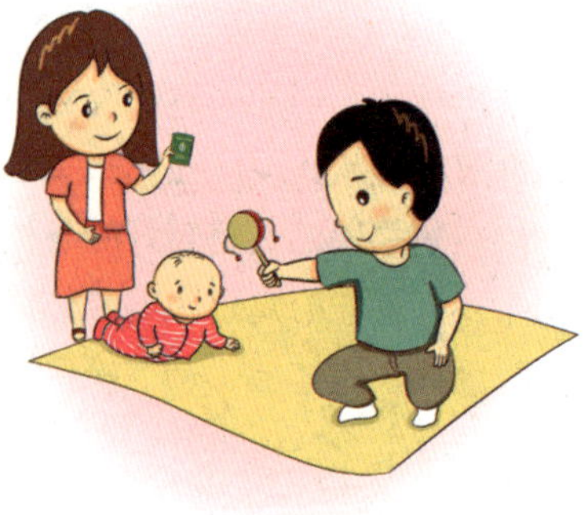

及时加强免疫

很多疫苗在完成免疫之后，免疫能力会逐渐下降，因此，需要及时加强免疫，保证疫苗的保护效果。如果不按照免疫程序进行接种，那么免疫效果很可能会逐渐消失，孩子将失去免疫的保护和屏障。

形成群体免疫屏障

所有儿童都按照免疫程序进行接种，才能形成群体免疫屏障。由于孩子上学、玩耍等活动场所都是人员密集的区域，儿童的抵抗力又较弱，为了阻止传染病的流行，很有必要建立群体免疫屏障。

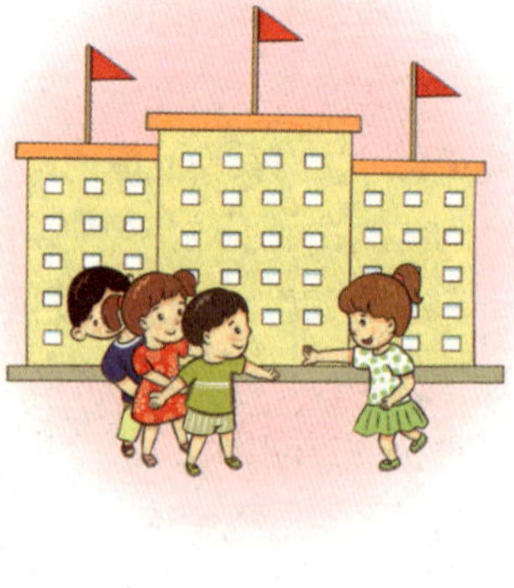

8 有惊厥史或癫痫史的儿童能否接种疫苗

儿童如果有惊厥史或者癫痫史，那么在接种疫苗的过程中需要格外注意，尽量待孩子病因明确、病情稳定后再接种疫苗，并在接种疫苗后做好孩子健康状况的监测和护理。

至于是否可以接种疫苗，需要看孩子患病的具体情况由医生给出具体建议。大致可分为以下情况。

建议接种疫苗

单纯性热性惊厥。

非频繁性发作的热性惊厥：半年内发作少于 3 次，1 年内发作少于 4 次，且既往也无惊厥持续状态（不超过半小时），本次疾病痊愈后可按程序接种各类疫苗，建议每次接种 1 剂次。

癫痫患儿：未发作持续达到 6 个月及以上（癫痫已得到控制），无论是否服用抗癫痫药物，都可以进行所有疫苗的接种。

暂时不建议接种疫苗

复杂性热性惊厥：复杂性热性惊厥常伴有其他疾病，应查明病因，对所患疾病治愈后再行接种疫苗。

短期内频繁惊厥发作：半年内发作达 3 次及以上，或 1 年内发作达 4 次及以上，这种情况建议暂缓接种。

癫痫患儿：近 6 个月内有癫痫发作，尤其是脑电图有广泛、持续放电的患者，建议暂缓接种。

特别提醒

对于曾经出现过高热惊厥的孩子，家长在孩子接种疫苗后，一定要做好体温监测和护理。若发现孩子的体温超过 38℃，要及时、积极地采取物理降温或其他退热措施，避免再次出现惊厥。

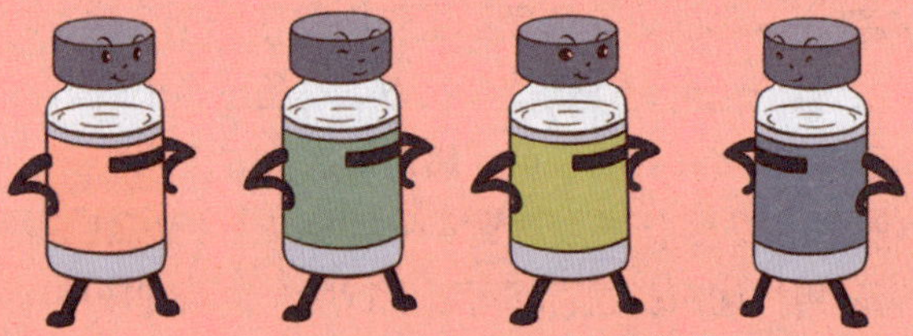

第3章

儿童接种疫苗的种类

在儿童预防接种证上列有近 10 种疫苗，接种门诊还提供了预防流感、肺炎等疾病的疫苗。面对种类繁多的疫苗，家长应该深入了解，建议有条件的家长在国家免费提供的免疫规划疫苗的基础上自费选择更多种类的疫苗进行接种。

卡默德和介兰想要将结核杆菌接种到公羊身上，但是由于毒性太强屡次失败。

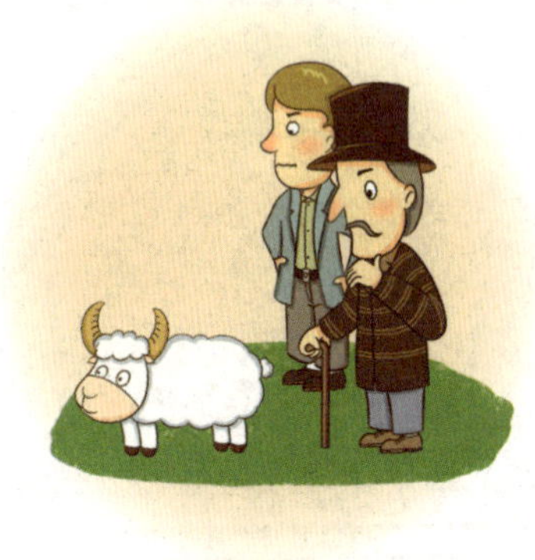

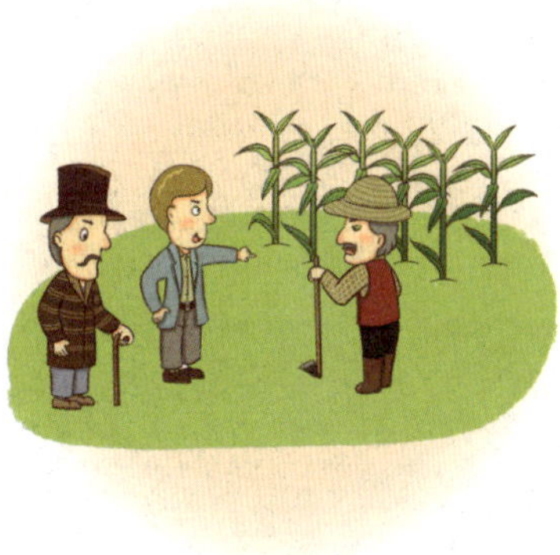

一次，他们经过一块玉米地，发现玉米地的玉米又矮又小，于是询问农场主：“朋友，你种的玉米怎么又矮又小？”

农场主开玩笑地说：“可能是因为玉米引种之后已经十几代了，退化了，一代不如一代。”

卡默德和介兰受到了农场主的启发，卡默德说：“如果我们将毒性强烈的结核杆菌多代培养，减小其毒性，那么就可以制成不伤害人体又能让人体产生免疫力的疫苗了。”介兰说：“好主意！”

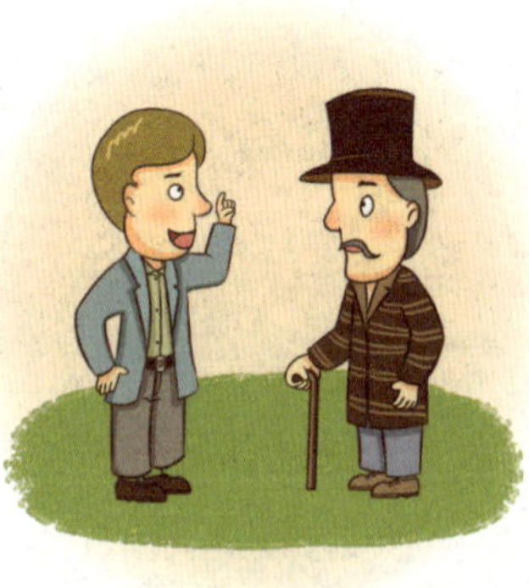

1 卡介苗

卡介苗采用的是活的无毒牛型结核杆菌制成的，接种之后会让人体有轻微的感染，继而产生对人型结核杆菌的免疫力，卡介苗对于预防结核性脑膜炎及血行播散性结核病有一定的效果。

结核病的危害

结核病是一种传染病，是由结核分枝杆菌导致的一种全身性疾病，除了牙齿之外，人体的任何组织和器官都有可能感染结核病，其中最为常见的是肺结核。结核病由于早期症状不明显，往往得不到人们的重视，但是一旦发生且没有及时进行正规、合理的治疗，引起结核菌的耐药性就很难治愈了，并且结核病患者将会长期遭受病痛的折磨，失去学习、工作、劳动及生育的能力，最后被结核病夺去生命。

结核病的传播途径

空气传播

结核病最主要的传播途径是通过呼吸道经由空气进行传播，患有结核病的患者如果大声说话、咳嗽、打喷嚏等就会释放很多带有结核杆菌的飞沫，正常人如果吸入这些飞沫，就有可能被感染。

食物传播

结核病患者所用的餐具、吃剩的食物都有可能残留结核杆菌，与结核病患者一起用餐很容易感染结核病。一些牛奶和乳制品如果没有经过严格消毒，也有可能含有结核杆菌。

垂直传播

如果母亲患有结核病，胎儿会因为吸入或者咽下了带有结核杆菌的羊水而感染，一出生就患有先天性结核病。

皮肤传播

结核杆菌还可以通过皮肤或者黏膜的伤口进行传播，因此，如果身上有伤口的健康人接触结核病患者有可能感染结核病。

卡介苗的免疫程序

孩子出生时在左上臂外侧三角肌中部略下处，皮内注射接种1剂，接种剂量为0.1毫升。卡介苗在接种之后不需要进行加强。3月龄以下没有接种卡介苗的儿童可以补种；3月龄至3岁的儿童要想进行卡介苗的补种，需要进行结核菌素试验（PPD试验），结果为阴性者才可以补种；大于4岁的儿童不宜进行补种。卡介苗的保护率大约为80%，可持续保护人体10~15年的时间。

卡介苗的禁忌证和不良反应

卡介苗的禁忌证

患有结核病、急性传染病、肾炎、心脏病、湿疹、皮肤病、免疫缺陷症的患者，具有过敏史、哮喘、荨麻疹、癫痫等神经系统疾病的患者应该暂缓接种或者不予接种卡介苗。发热、早产儿、难产儿或者有明显临床分娩创伤者需要暂缓接种。

卡介苗的不良反应

在接种卡介苗之后淋巴结可能会出现不良反应，卡介苗接种的部位在3周左右可能会出现红肿硬结，中间还会逐渐软化形成小脓包，并且自行穿破结痂，形成一个小瘢痕，这种局部反应大概会持续2个月左右。接种卡介苗之后，结核杆菌通过淋巴系统到达全身，因此，接种附近的淋巴结可能出现肿大的现象，如果淋巴肿大的反应强烈甚至破溃，应该及时就医。

卡介苗小档案

- 1953—2005年，英国曾推广并普及卡介苗接种。
- 1948年，印度广泛推行卡介苗接种，成为第一个推行卡介苗接种的非欧洲国家。
- 1967年起，巴西开始全民防疫注射卡介苗，并持续至今。
- 1986年，中国发布的计划免疫接种程序中规定新生儿接种卡介苗，7岁复种，12岁农村儿童再复种。
- 1997年，遵循世界卫生组织的建议，中国取消了卡介苗复种，仅在出生时接种1次。

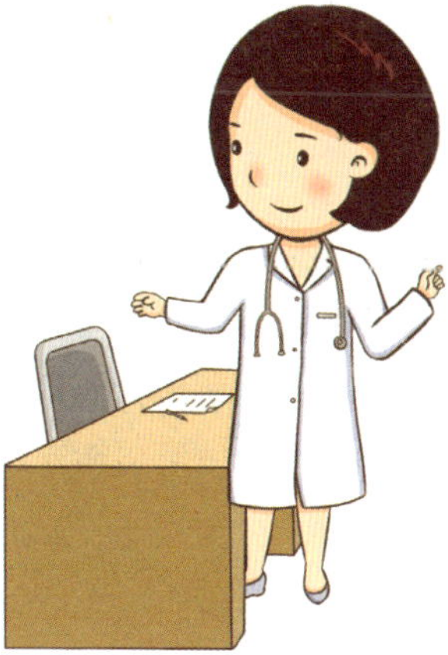

2 乙肝疫苗

乙肝疫苗是预防乙型肝炎（简称乙肝）病毒感染的最有效方法。进行乙肝疫苗接种之后，人体免疫系统会产生保护性抗体，并且分布在人体的血液之中，让人体具备抵御乙肝病毒感染的免疫力。当人体受到乙肝病毒入侵时，抗体将会立即察觉，并将其清除。

乙肝的危害

传染性强

乙肝具有很强的传染性，并且乙肝病毒的生命力非常顽强。乙肝病毒是一种脱氧核糖核酸病毒，有一层质地坚硬的外核，对病毒具有保护作用，因此，乙肝病毒可以在酸性或者碱性的环境下生存，常温下可以存活6个月，20℃左右的环境下甚至可以存活15年。乙肝病毒可以通过患者的尿液、唾液、乳汁、羊水、月经血、阴道分泌物等体液进行传播，正常人接触这些携带乙肝病毒的分泌物很容易被感染。

难以治愈

儿童一旦患上乙肝是非常难以完全治愈的，虽然现在用于治疗乙肝的药物有很多，但是真正有效果的却很少，市面上用于治疗乙肝的药物只能对抗乙肝病毒，但无法真正地阻断乙肝病毒的复制，只能对乙肝起到抑制的作用，很难真正地治愈乙肝，长期治疗会对患者及家属的心理和经济造成很大压力。

容易恶变

乙肝病毒感染者如果不及时进行治疗，部分会慢慢地转化为肝炎、肝硬化，还有可能发生癌变，出现癌变的乙肝患者治愈的可能性就更低了。

乙肝的传播途径

◆母婴传播

母婴传播是指携带乙肝病毒的母亲在怀孕期、分娩期、哺乳期将乙肝病毒传播给婴儿的一种方式。表面抗原（HBsAg）阳性的母亲有30%~50%的概率将乙肝病毒传播给婴儿，表面抗原（HBsAg）和e抗原（HBeAg）双阳性的母亲有72%~91%的概率将乙肝病毒传播给婴儿。

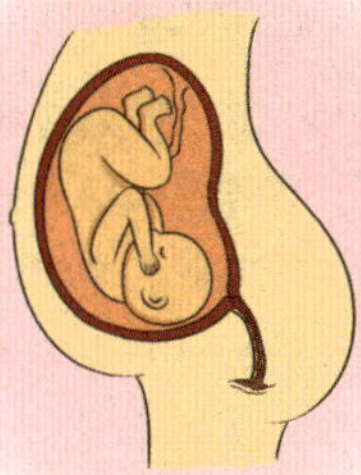

◆血液传播

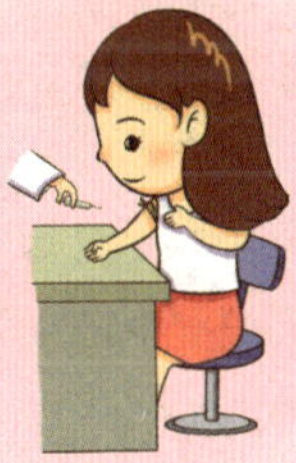

血液传播是乙肝的主要传播途径之一，包括输入血液和血制品、注射、手术、采血、拔牙、文身、扎耳环孔、医务人员意外刺伤等。药物成瘾者因共同使用污染的注射器也可造成病毒传播。

◆性传播

夫妻双方中如果有一方是乙肝病毒患者或携带者，那么另一方一定要做好乙肝疫苗的接种，同时在平时生活中也应该做好预防措施。

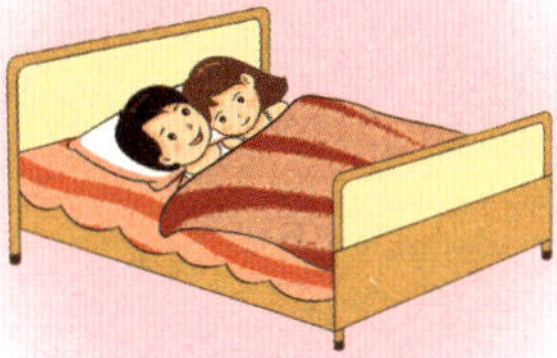

乙肝疫苗小档案

◆1965年，巴鲁克·布隆伯格在一位澳大利亚居民的血液中发现了乙肝病毒表面抗原。

◆1967年，索尔·克鲁曼通过对一个肝炎泛滥的精神病收容医院患者进行流行病学调查，发现肝炎患者有两种截然不同的临床流行病学特点，并将乙肝从肝炎中区分出来。

◆1968年，艾尔弗雷德·普瑞斯第一次把澳大利亚抗原和乙肝联系起来。索尔·克鲁曼在儿童身上试验，第一次获得了乙肝疫苗。

◆20世纪70年代，莫里斯·希勒曼对乙肝疫苗进行了长期研究，最终从乙肝感染者血液中分离纯化出了安全的乙肝疫苗。

◆1981年，饱经磨难的乙肝疫苗终于获得美国食品药品监督管理局（FDA）的上市批准，但价格昂贵，难以普及。

◆1986年，转基因酵母乙肝疫苗获得FDA的上市批准，使乙肝疫苗大规模地生产和使用成为可能。

◆1994年，乙肝疫苗生产技术引入中国。1997年，利用酵母菌的转基因乙肝疫苗被正式批准生产。此后，中国投入大量资金，开始大规模免费接种和补种乙肝疫苗。

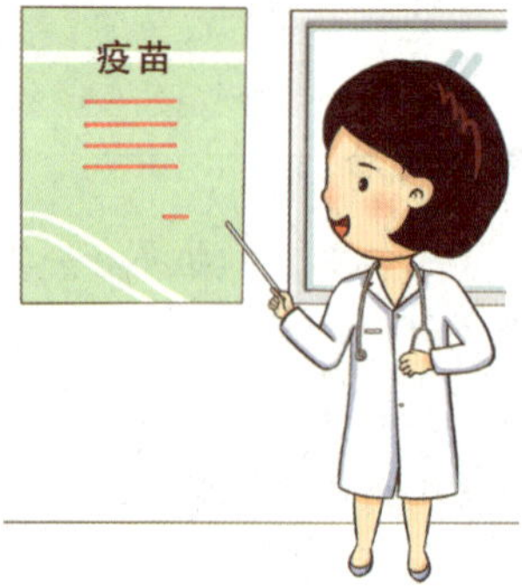

乙肝疫苗的接种程序

乙肝疫苗目前采用的接种程序是需要进行3次接种，接种部位在大腿前外侧或者上臂三角肌。儿童出生之后应该尽快进行第1针乙肝疫苗的接种，并且在第1针接种之后的1个月内进行第2针的接种，在6个月之后再进行第3针的接种。如果已经感染了乙肝病毒，那么再进行乙肝疫苗的接种就没有效果了，乙肝疫苗只对乙肝有预防作用，并没有治疗作用。接种乙肝疫苗后有抗体应答者的保护效果一般至少可持续30年。因此，一般人群不需要进行加强免疫，但对高危人群、免疫功能低下者等可定期检测抗体，并根据结果适时加强免疫。

乙肝疫苗的禁忌证和不良反应

乙肝疫苗的禁忌证

发热者，过敏体质者，低体重早产儿，慢性或急性疾病患者，患有严重佝偻病、营养不良、免疫缺陷、神经系统疾病的人群，需根据医嘱进行接种。在接种第1剂疫苗之后出现严重的过敏反应者不宜进行第2剂的接种。

乙肝疫苗的不良反应

乙肝疫苗是一种安全性较高的疫苗，出现不良反应的情况比较少。接种乙肝疫苗之后，少数人的注射部位可能会出现红肿、硬结等短暂的炎症反应，这些反应一般会在3天内逐渐消退。接种乙肝疫苗后还有可能出现轻微发热，一般会自行消退，如果高热不退则应及时就医。除此之外，部分儿童还有可能出现头痛、头晕、全身无力、寒战、恶心、呕吐、腹痛、腹泻等症状，一般也会在3天内自行消退。注射乙肝疫苗之后应当多休息，保护好注射部位，同时饮食要清淡，多喝水。

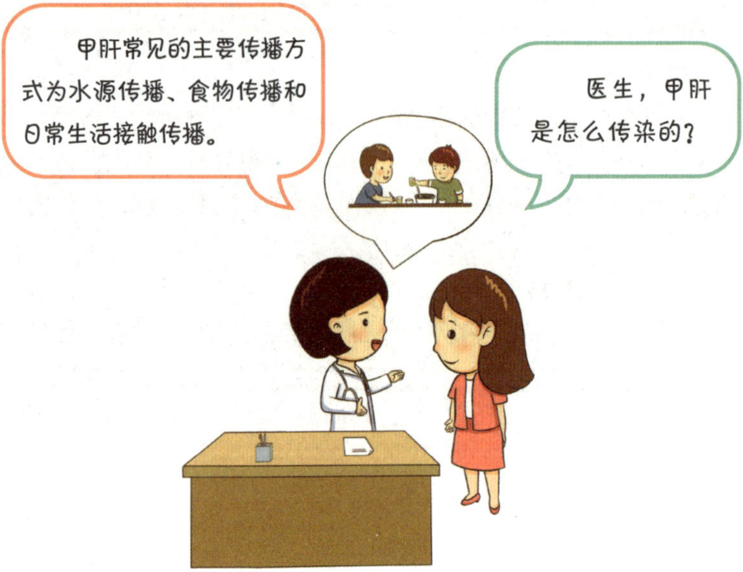
甲肝常见的主要传播方式为水源传播、食物传播和日常生活接触传播。
医生，甲肝是怎么传染的？

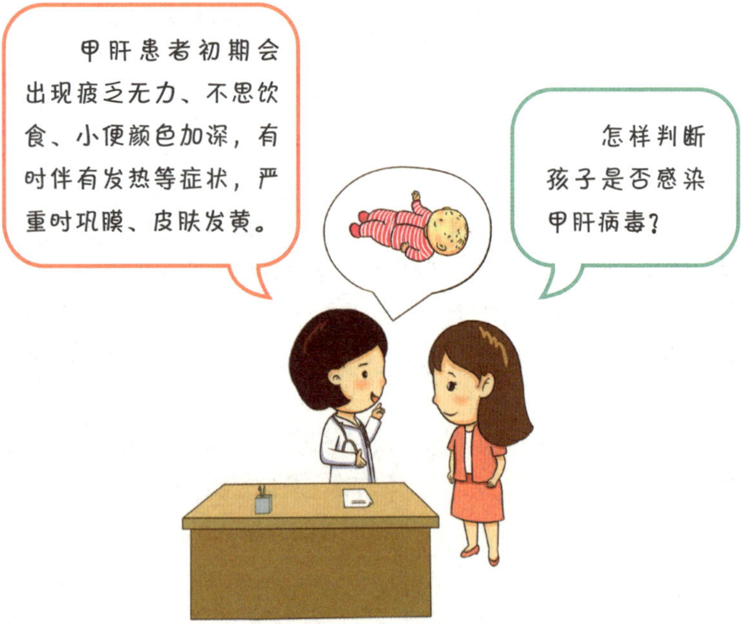
甲肝患者初期会出现疲乏无力、不思饮食、小便颜色加深，有时伴有发热等症状，严重时巩膜、皮肤发黄。
怎样判断孩子是否感染甲肝病毒？

3 甲肝疫苗

甲肝疫苗是用来预防甲型肝炎（简称甲肝）的疫苗，也是儿童预防接种中主要的疫苗之一。目前市场上的甲肝疫苗有减毒活疫苗和灭活疫苗两种，其安全性和有效性没有明显的差异，都可以引起人体的免疫反应，达到预防甲肝的目的。

甲肝的传播途径

甲肝常见的传播方式主要有水源传播、食物传播和日常生活接触传播。健康人在接触了被甲肝病毒污染的日常用具后，如果没有及时地清洗和消毒，病毒很容易经口进入人体从而导致感染。发生暴雨和洪涝灾害之后，水源被甲肝病毒污染，疾病很容易通过水源进行传播，抵抗力较差的人接触这类污染水源后，就会感染。被甲肝病毒污染的食物，如果没有经过蒸煮而被食用，人就很容易感染甲肝，例如未洗净的瓜果、半生不熟的海产品（尤其是贝类）等。

甲肝的易感人群大多是幼儿、儿童和青少年，都以隐性感染为主。甲肝的传播与居住条件和生活卫生习惯有密切关系，农村的传播率要高于城市，发展中国家的传播率要高于发达国家。

甲肝疫苗的种类和接种程序

甲肝疫苗的种类

甲肝疫苗有灭活疫苗和减毒活疫苗两种，其制备的原理不同，安全性和有效性没有明显差异，灭活疫苗在储存和运输中的稳定性更好，而减毒活疫苗的价格相对要便宜一些。

甲肝疫苗的接种程序

甲肝减毒活疫苗和甲肝灭活疫苗都适用于1岁半以上的甲肝易感者。如果进行甲肝减毒活疫苗的接种，那么一般只需要接种1次。如果选择接种灭活疫苗，需要分2次进行注射，第1剂于18月龄接种，第2剂于24～30月龄接种。

甲肝疫苗的禁忌证和不良反应

甲肝疫苗的禁忌证

甲肝疫苗的禁忌人群有已知对该疫苗所含成分及抗生素过敏者、妊娠期及哺乳期妇女、发热者、患有急性感染性疾病者、患有免疫缺陷及过敏性体质者、患有癫痫和其他神经系统疾病者。

甲肝疫苗的不良反应

接种甲肝疫苗之后大多数人都不会有什么不良反应，仅有少数人可能发生轻微的红肿或轻微疼痛，极少数人可能出现乏力、发热、厌食、腹泻、恶心、呕吐、过敏性皮疹等症状，但这些不良反应都是短暂的，一般都可以在1天内自行消退和缓解。如果出现较为严重的不良反应，则需要尽快就医。

甲肝疫苗小档案

中国对甲肝的预防和控制非常重视。

◆1979年，中国成功地培养出了甲肝病毒细胞，开始进行甲肝疫苗的研发。

◆1988年，中国科研小组成功地研制出了具有国际领先水平的甲肝疫苗。

◆1992年，甲肝减毒活疫苗在中国范围内进行推广应用，并且取得了较好的效果和遗传稳定性。

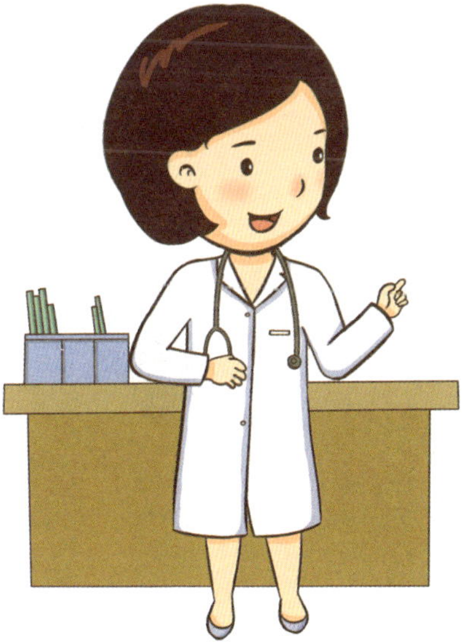

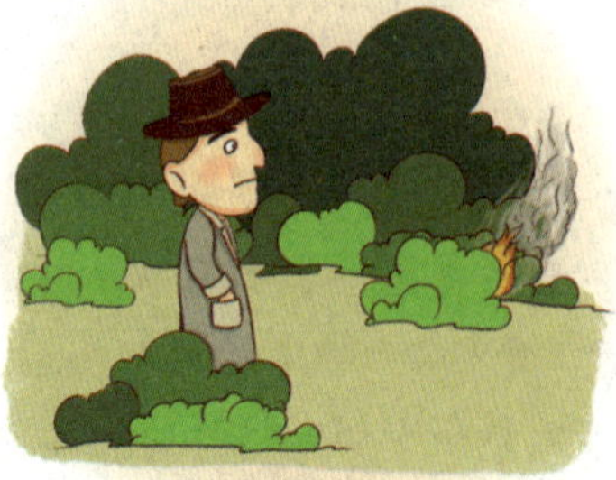

美国著名总统之一富兰克林·罗斯福在进入政坛后不久，一次在外度假时遇到了森林大火。

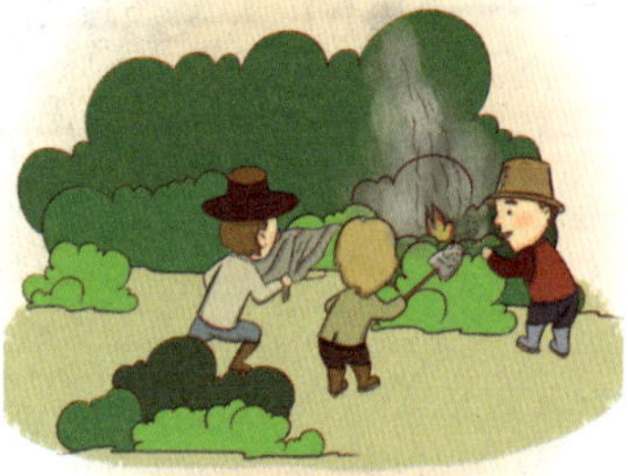

罗斯福与其他人一起奋力救火，大火终于被扑灭了。

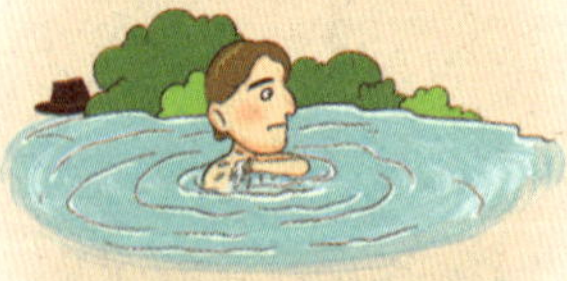

罗斯福因为扑火又累又脏，于是就到湖里洗了个澡。

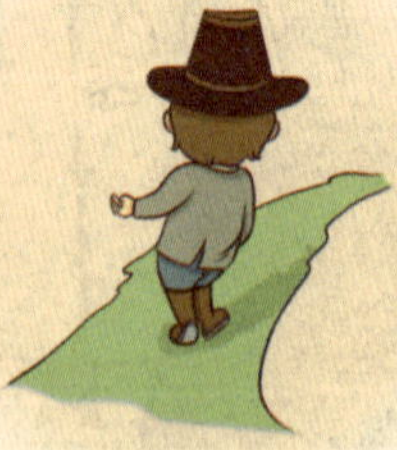

没想到回家之后，脊髓灰质炎病毒乘虚而入，导致罗斯福患病。虽然经过长期的治疗病情得到了控制，但罗斯福却留下了终身残疾。

4 脊髓灰质炎疫苗

脊髓灰质炎疫苗是用来预防脊髓灰质炎的有效手段，脊髓灰质炎是一种由脊髓灰质炎病毒引起的急性传染病，主要侵犯中枢神经系统的运动神经细胞，以脊髓前角运动神经元损害为主，导致这些神经支配的肌肉出现无力、延缓性麻痹等症状，也就是人们常说的小儿麻痹症。儿童一旦感染脊髓灰质炎病毒，将难以治愈，很容易引起肢体麻痹而致终身残疾，甚至危及生命。

脊髓灰质炎的危害

脊髓灰质炎的危害是非常大的，它是由脊髓灰质炎病毒引起的，这种病毒可以在自然环境中存活，具有传染性。儿童在感染脊髓灰质炎病毒的初期没有任何症状，但发病后会出现发热、多汗、食欲缺乏、哭闹不安、肌肉疼痛等现象，之后会出现肢体麻痹，严重的患者还会出现呼吸衰竭，危及生命。

脊髓灰质炎根据病毒感染及损伤的神经部位不同，出现的麻痹症状也不同，脊髓灰质炎病毒最常侵犯的是人体的脊髓神经，并且会牵连四肢、颈部、背部、腰部等位置的肌肉群，还会侵犯大脑，导致儿童出现昏睡、意识不清、抽搐、昏迷等现象，严重威胁儿童的健康。

1988年，世界卫生组织号召在全球范围内消灭脊髓灰质炎，该活动对脊髓灰质炎的控制有很大帮助。

2000年，世界卫生组织西太平洋地区已经实现了消灭脊髓灰质炎的目标，但是由于战乱等因素，巴基斯坦、阿富汗等地脊髓灰质炎仍然流行，因此，还是有必要通过接种脊髓灰质炎疫苗进行预防，以保障儿童的健康和安全的。

脊髓灰质炎疫苗小档案

罗斯福一直致力于与小儿麻痹症做斗争。他创建了基金会，用于疫苗的研究，在基金会的支持下研究人员花费9年时间，终于研制出了脊髓灰质炎灭活疫苗。

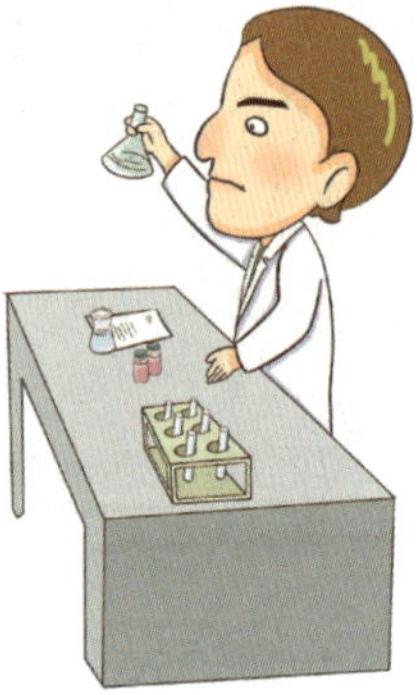

- ◆1909年，奥地利医生兰茨泰纳和波普尔分离并确认了脊髓灰质炎病毒是导致脊髓灰质炎的病原体。
- ◆1953年，在小儿麻痹症全国基金会的支持下，美国索尔克医生在实验室里成功地培育出了全部3种脊髓灰质炎毒株。
- ◆1954年，美国有200万儿童接种了索尔克的疫苗。结果表明，这种疫苗保护儿童免受脊髓灰质炎侵害的有效率为80%～90%。
- ◆1960年，口服滴剂形式的脊髓灰质炎疫苗取代了索尔克的疫苗，成为预防脊髓灰质炎的主要手段。

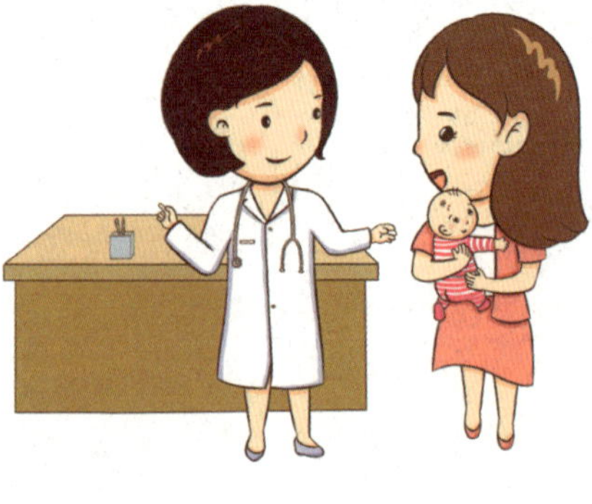

脊髓灰质炎的传播途径

脊髓灰质炎的传播途径通常有两种，一是通过粪-口途径传播，二是通过飞沫传播。脊髓灰质炎是一种肠道传染病，而引发脊髓灰质炎的病毒一般隐藏在患者的粪便里。如果健康人接触了污染源但又没有及时洗手，那么就很有可能通过粪-口途径传播。脊髓灰质炎还可以通过飞沫传播，患者打喷嚏产生的飞沫会在空气中悬浮，正常人吸入后很容易造成感染。脊髓灰质炎的高发人群是5岁以下的儿童，因此，需要对其进行重点保护。

脊髓灰质炎疫苗的种类和免疫程序

脊髓灰质炎疫苗可以分为两类，分别为减毒活疫苗和灭活疫苗。目前我国脊髓灰质炎疫苗有两种不同产品，分别是口服减毒活疫苗、注射型灭活疫苗。以前适龄儿童接种脊髓灰质炎疫苗的程序分为4次，都是采用口服糖丸类型的疫苗，婴儿一般于2、3、4月龄时各服1丸，4岁时加强1次。口服液体疫苗初期免疫3剂，从出生第2个月开始，每次2滴，间隔4～6周，于4岁或入学前加强免疫1次。经调整后，目前脊髓灰质炎疫苗的免疫程序为2、3月龄时注射灭活疫苗，4月龄和4岁口服减毒活疫苗。

脊髓灰质炎疫苗的禁忌证和不良反应

脊髓灰质炎疫苗的禁忌人群有患急性传染病、严重慢性疾病、慢性疾病的急性发作期和发热者，患免疫缺陷症、免疫功能低下或正在接受免疫抑制剂治疗者，妊娠期妇女，对卡那霉素或庆大霉素过敏者，患未控制的癫痫和其他急性神经系统疾病者。

接种脊髓灰质炎疫苗一般不会出现不良反应，只有极个别人会出现发热、恶心、呕吐、腹泻、皮疹等症状，但也会在短期内消退。接种口服减毒活疫苗后半小时内禁止热食、热饮，以免失效。

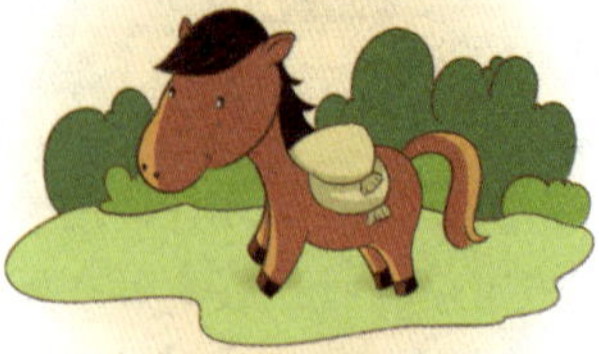

19世纪末，有一匹名为吉姆的马，它虽然普通但很勤劳，主人非常喜欢它。

吉姆得了白喉病，因为没有更好的治疗方法，主人只好将吉姆送到了一个山谷牧场养病。

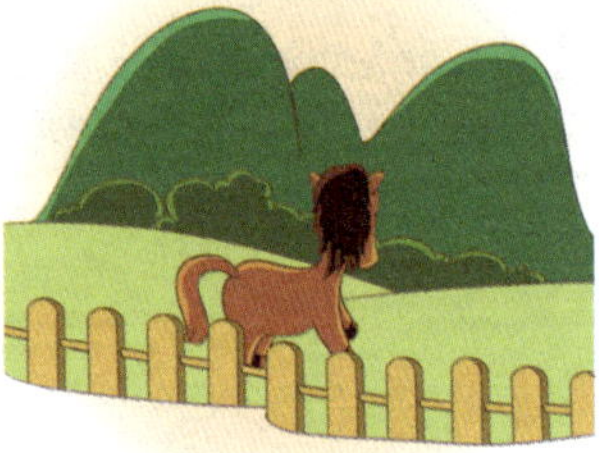

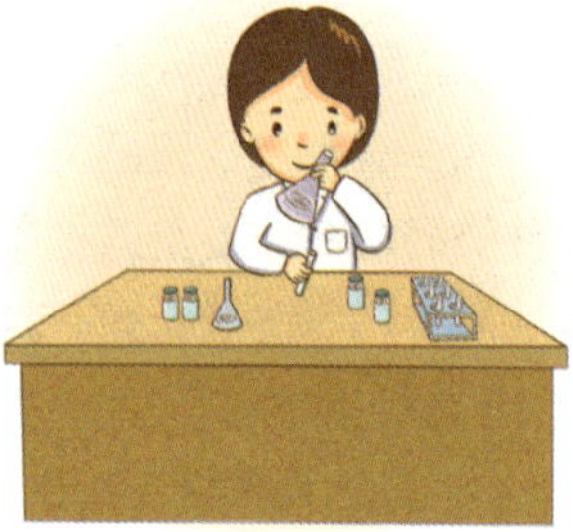

没想到吉姆体内竟然产生了抵御白喉病的抗体，奇迹般地自愈了。于是人们用吉姆体内的白喉血清治疗白喉患者，挽救了很多人的生命。

吉姆后来又感染了破伤风，但是人们依旧在用吉姆的血清治疗白喉患者，导致这些患者感染了破伤风。

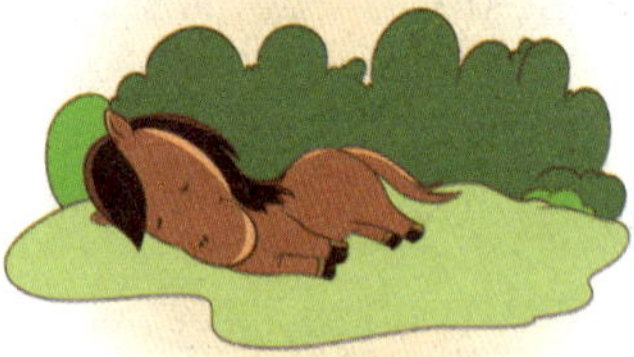

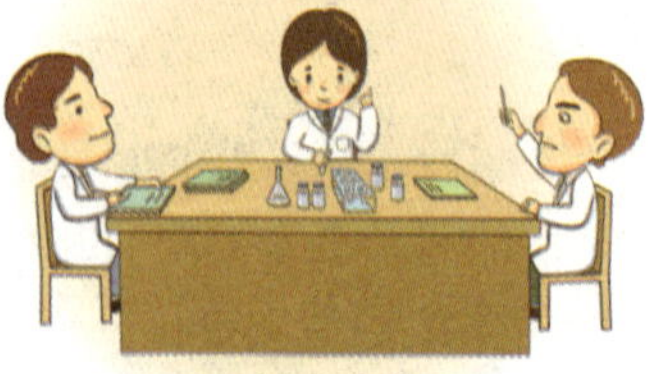

经过吉姆事件，人们开始反思疫苗和药品的安全问题，推动了药品安全管理的进程。

5 百白破三联疫苗

百白破三联疫苗是指百日咳、白喉、破伤风的联合疫苗，简称百白破三联疫苗。百白破三联疫苗是采用百日咳疫苗、白喉疫苗和破伤风疫苗按照特定的方法和比例配制而成的，对于百日咳、白喉、破伤风这3种疾病的预防有很好的作用。

百白破的危害

百日咳的危害

百日咳是由百日咳杆菌引起的一种急性呼吸道传染病，百日咳的主要表现是咳嗽，病程可长达2~3个月，故被称为“百日咳”。百日咳常见于2岁以下的婴幼儿，孩子在感染百日咳之后早期会出现流鼻涕、咳嗽和低热的症状，随后咳嗽会加重，并出现典型剧烈的痉挛性咳嗽，经常会咳得面红耳赤、涕泪交加、舌向外伸，并且咳出大量黏液，有的甚至出现全身痉挛、意识丧失等症状。

白喉的危害

轻微的白喉感染会引起发热、咽痛、头痛、恶心等症状，病情加重之后会出现心音低钝、心功能不全、面色灰白、四肢发凉、肝增大、肺部啰音等症状，尿中出现蛋白、红细胞；此外，还有血小板减少、白细胞明显升高的症状。如果不及时进行治疗则会出现精神萎靡、神志不清、血压下降、颈部及颌下淋巴结极度肿大、周围组织肿胀、“公牛颈”等症状，病情十分险恶，随时有生命危险。

破伤风的危害

破伤风是一种由破伤风梭菌侵入人体伤口后，在缺氧环境中迅速生长繁殖，产生大量的神经外毒素，从而引起全身肌肉强直性痉挛的一种急性传染病。感染破伤风之后有一定的潜伏期，早期表现为牙关紧闭、“苦笑”面容、角弓反张等，严重的可引发喉部痉挛或继发严重肺部感染而危及生命。

百白破的传播途径

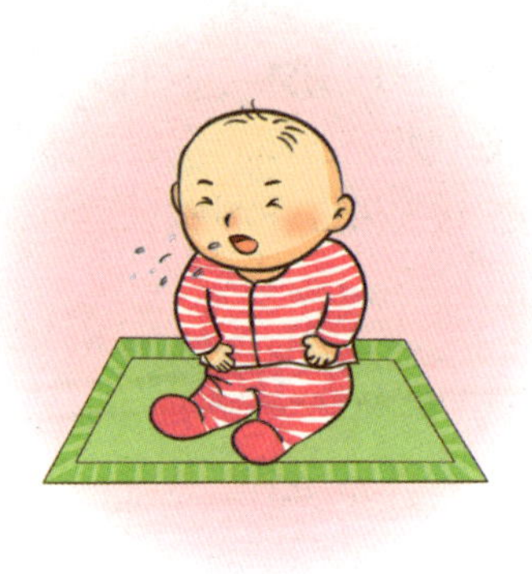

◆百日咳杆菌不能在外界环境中生存，只能在上呼吸道黏膜中生长繁殖。因此，百日咳的主要传播途径是飞沫传播。

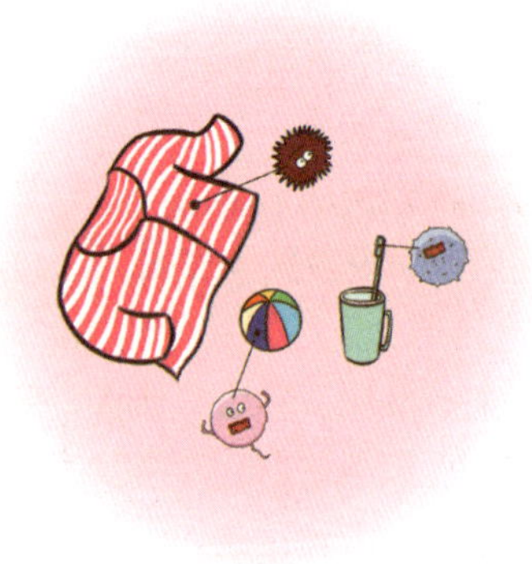

◆白喉主要通过飞沫传播，也可以通过玩具、衣物、用具等间接传播。

◆破伤风的传染源是带有破伤风梭菌的人和动物通过粪便将破伤风梭菌排出体外后，以芽孢状态分布于自然界，尤以土壤中最为常见。它是一种创伤性感染，只有在发生创伤导致破伤风梭菌入侵时才感染。

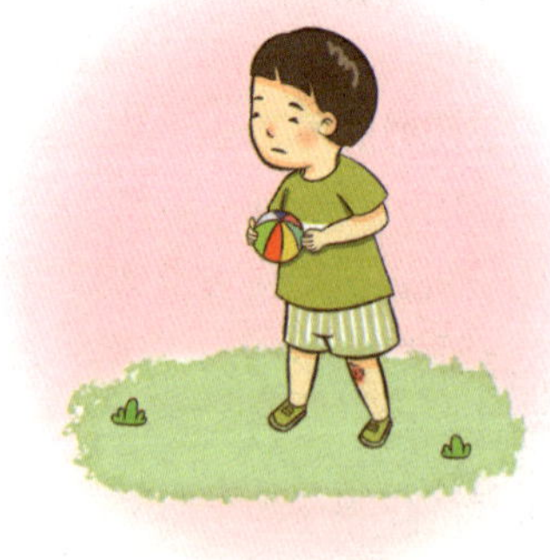

百白破三联疫苗的种类和免疫程序

百白破三联疫苗的种类

百白破三联疫苗有全细胞和无细胞两种，无细胞百白破三联疫苗的不良反应低于全细胞百白破疫苗。自2008年起，无细胞百白破三联疫苗完全取代了全细胞百白破三联疫苗。

百白破三联疫苗的免疫程序

百白破三联疫苗的接种程序为新生儿3月龄时接种第1针，此后每间隔28天以上进行后续2针的接种，在孩子1岁半至2岁时进行百白破疫苗加强免疫1针，6周岁时用吸附白破二联疫苗加强免疫1针。

百白破三联疫苗的禁忌证和不良反应

百白破三联疫苗的禁忌证

百白破三联疫苗的禁忌证有中枢神经系统疾病、过敏体质、发热、急性疾病、慢性疾病的急性发作期等，如果在接种第1针或第2针后出现严重反应，应该停止后续接种。

百白破三联疫苗的不良反应

接种百白破三联疫苗之后儿童可能会出现发热、局部红肿、疼痛、硬结等症状，但一般会在短时间内自行消退。如果儿童出现持续高热、惊厥等现象要及时就医。

6 麻腮风三联疫苗

麻腮风三联疫苗是用来预防麻疹、流行性腮腺炎及风疹的疫苗，这3种疾病都是儿童常见的急性呼吸道传染病，对婴幼儿的危害是非常大的。为孩子接种麻腮风三联疫苗可以很好地预防这3种疾病，让孩子免受疾病的侵害。

麻腮风的危害

麻疹的危害

麻疹是由麻疹病毒引起的一种急性呼吸道传染病，一般是全身性的，并且麻疹病毒传染性极强。麻疹的临床表现有高热、皮疹、呼吸黏膜发炎、颊黏膜出现麻疹黏膜斑等。麻疹会引发多种并发症，包括中耳炎、喉气管支气管炎、肺炎、腹泻、脑炎等。营养不良的孩子出现麻疹很容易引发并发症，严重者可导致死亡。麻疹是严重威胁孩子生命健康的传染病之一。自20世纪60年代我国开始推行麻疹疫苗之后，麻疹的发病率大大降低，并且得到了有效的预防和控制，但麻疹依然是严重威胁儿童身体健康的恶性传染病之一。

流行性腮腺炎的危害

流行性腮腺炎本身并不十分凶险，但是其引发的并发症却危害很大。流行性腮腺炎会引发非常严重的并发症，导致脑膜炎、脑炎、神经性脊髓炎等神经系统疾病，甚至会导致耳聋。流行性腮腺炎还会导致生殖系统的并发症，引起睾丸炎、卵巢炎、胰腺炎、肾炎、心肌炎等生殖系统疾病。流行性腮腺炎的发生多见于青春期后期的孩子，因此，父母一定要为孩子做好预防流行性腮腺炎的措施。

风疹的危害

风疹是一种急性呼吸道传染病，感染风疹的初期会出现发热、咳嗽、乏力、食欲缺乏、咽痛、眼发红等轻度上呼吸道症状，之后会出现耳后、枕部淋巴结肿大，伴轻度压痛。风疹与麻疹不同，风疹预后佳，并发症少，但是孕妇如果感染风疹病毒，病毒会通过胎盘传给胎儿，造成胎儿先天性风疹，引发先天畸形，如失明、先天性心脏病、耳聋、小头畸形等。因此，孕妇要特别注意避免与风疹患者接触，建议在孕前提前接种风疹减毒活疫苗，一旦发生风疹，应考虑终止妊娠。

麻腮风三联疫苗的免疫程序

麻腮风三联疫苗接种成功后，95%以上的接种者都可以成功地产生抗体，获得免疫成功。麻腮风三联疫苗的免疫程序为儿童8月龄时进行第1针接种，18~24月龄时进行1次接种。接种部位在上臂外侧三角肌下缘附着处，进行皮下注射。通过这样的免疫程序保证了麻腮风三联疫苗的可靠性，有效地预防麻疹、流行性腮腺炎和风疹对人体的侵害。

麻腮风三联疫苗的禁忌证和不良反应

麻腮风三联疫苗的禁忌证

近1个月接种过含麻疹、腮腺炎、风疹制剂疫苗的人群，易患急性疾病、严重慢性疾病、发热者，妊娠期妇女，免疫缺陷者，免疫功能低下者或正在接受免疫抑制治疗者不宜接种，患脑病、未控制的癫痫和其他神经系统疾病者也不宜接种。

麻腮风三联疫苗的不良反应

在进行麻腮风三联疫苗接种之后，少数人可能会出现一些轻微的发热和皮疹反应，或有耳后及枕后淋巴结肿大，不过这些症状一般不超过2天就可以自行消退。极少数人在接种麻腮风三联疫苗之后可能会出现关节疼痛的反应，如果短时间内能够自行消退，则不需要特殊处理；如果这些不良反应持续不退，则需要及时就医。

麻疹的传播途径

◆麻疹病毒通过患者打喷嚏、咳嗽等途径产生的飞沫进行传播，并且悬浮于空气中，形成“麻疹病毒气溶胶”。

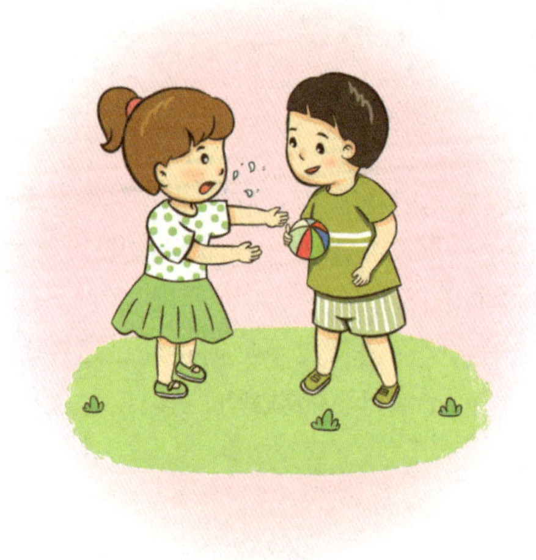

◆接触被麻疹患者污染的生活用具可引起感染。

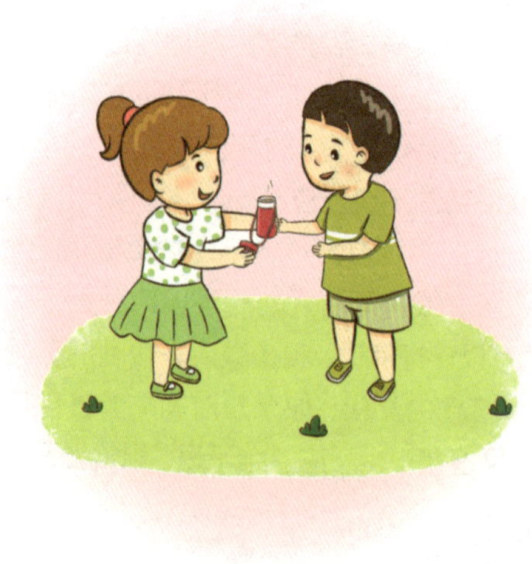

流行性腮腺炎的传播途径

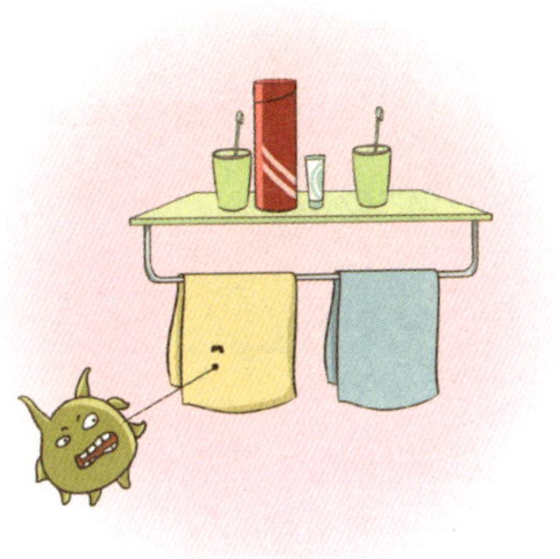

◆通过飞沫经呼吸道传播。

◆通过污染的衣物和器具进行传播。

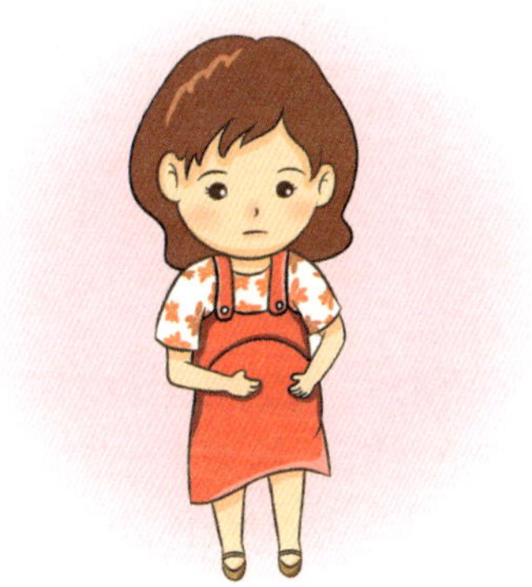

◆孕妇感风疹病可通过胎盘传染胎儿，导致胎儿畸形或死亡。

风疹的传播途径

◆风疹主要通过飞沫经呼吸道进行传播。

◆风疹还是一种季节性、病毒性的传染病，多发于冬末春初时期。

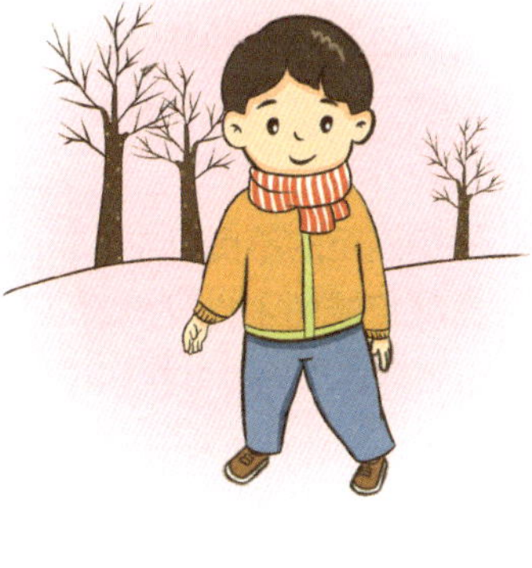

7 乙脑疫苗

流行性乙型脑炎（简称乙脑）是一种通过血液传播的疾病，常见的媒介是蚊虫。乙脑病毒可以在蚊虫体内繁殖，再通过叮咬人畜造成感染而发病。

乙脑的危害

乙脑早期会导致患者意识障碍、嗜睡甚至昏迷，病情十分凶险。后期则会出现全身抽搐、强直性痉挛或强直性瘫痪，少数也可弛缓性瘫痪（软瘫）。严重者会出现中枢性呼吸衰竭，从而危及生命。

乙脑疫苗的种类和免疫程序

乙脑疫苗有减毒活疫苗和灭活疫苗两种。乙脑减毒活疫苗需要在儿童8月龄时接种第1针，2岁时接种第2针。乙脑灭活疫苗一般在儿童8月龄时接种2针，间隔时间为7～10天，2岁时接种1针，6岁时接种1针。

乙脑疫苗的禁忌证和不良反应

乙脑疫苗的禁忌证

乙脑疫苗的接种禁忌证有对疫苗成分过敏者，患急、慢性疾病和发热者，免疫功能异常者，患脑病、未控制的癫痫等进行性神经系统疾患者。

乙脑疫苗的不良反应

乙脑疫苗的不良反应有一过性的发热，接种部位出现红、肿、热、痛等现象。一般多在1～2天消退，如果高热不退，应及时到医院就诊。

乙脑疫苗小档案

◆1936年，日本学者用感染的鼠脑制成了最早的乙脑疫苗。

◆1946—1949年，美国和日本联合在日本流行区进行疫苗现场观察，统计学结果显示，该地区的发病率降低了1/4~1/3。

◆1954年，日本政府批准疫苗生产。同年，日本又颁布了乙脑疫苗规程。

◆1950—1951年，中国先后研制出鼠脑组织乙脑疫苗和鸡胚乙脑疫苗。

◆1968年，中国研制成功乙脑灭活疫苗，并且沿用至今。

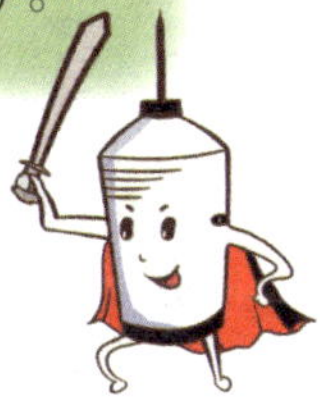

8 流脑疫苗

流行性脑脊髓膜炎（简称流脑）是由脑膜炎奈瑟菌引起的急性化脓性脑膜炎，主要通过呼吸道飞沫或与患者密切接触传播。

流脑的危害

流脑具有发病急、进展快、传染性强、隐性感染率高、病死率高等特点。流脑的典型症状包括发热、头疼、呕吐等，可伴有脑膜刺激征，婴幼儿可见前囟隆起，重症患者可有不同程度的意识障碍和（或）感染中毒性休克。在抗生素应用前，70%~85%的流脑病例死亡。目前即便使用有效的抗生素治疗并改善护理条件，流脑病死率仍可达10%~15%。流脑的致残率高，幸存病例中10%~20%有严重的后遗症，如听力丧失、神经损伤、肢体残缺等。

流脑疫苗的种类和免疫程序

流脑疫苗主要包括A群脑膜炎球菌多糖疫苗（MPSV-A）、A群C群脑膜炎球菌多糖疫苗（MPSV-AC）、A群C群脑膜炎球菌多糖结合疫苗（MPCV-AC）、ACYW135群脑膜炎球菌多糖疫苗（MPSV-ACYW135）。目前国家免疫程序为6 月龄~2 周岁儿童基础免疫注射2剂次MPSV-A，2剂次间隔3个月；满3岁和6岁分别加强免疫1剂次MPSV-AC。MPCV-AC用于3~23月龄婴幼儿基础免疫2~3剂次，相邻2剂次间隔至少1个月，2岁以上人群接种1剂次。MPSV-ACYW135用于2周岁以上儿童及成人的高危人群接种，基础免疫1剂次，部分特定高危人群可考虑初次免疫2~3年后加强免疫1剂次。

流脑疫苗的禁忌症和不良反应

流脑疫苗的接种禁忌有对疫苗成分过敏者，患急性疾病、严重慢性疾病、慢性疾病的急性发作期和发热者，患脑病、未控制的癫痫、其他进行性神经系统疾病者等。

流脑疫苗的常见不良反应有注射局部疼痛、红肿、硬结，可能出现一过性发热，偶有烦躁、嗜睡、呕吐、腹泻、食欲缺乏，一般不需特殊处理，1~2天后可自行缓解。

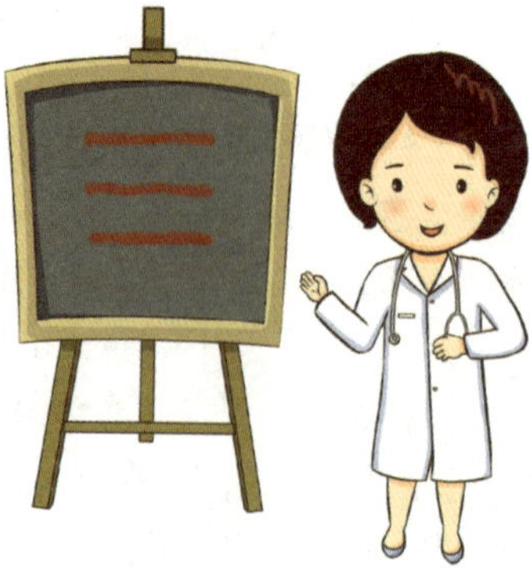

9 轮状病毒疫苗

感染轮状病毒会导致婴幼儿出现腹泻，轮状病毒疫苗也是引起儿童严重脱水性腹泻的主要致病菌。轮状病毒疫苗每年可引起约1.4亿例婴幼儿胃肠炎，死亡率高达15%～34%。随着轮状病毒疫苗的研制成功，这一疾病的传播得到了有效的控制和预防，儿童的健康得到了更好的保护。

轮状病毒感染性腹泻的危害

轮状病毒感染性腹泻发病的初期并无明显症状，但严重发病之后会导致致命性胃肠炎，让人迅速脱水导致电解质平衡失调，从而引起发热、呕吐、腹痛，以及无血色水样腹泻等症状，危及生命。全球每年大概有1.4亿儿童感染轮状病毒，超过60万的儿童因此而死亡。我国每年的轮状病毒感染儿童也有1700万左右，其中死亡病例有4万多例。

轮状病毒感染性腹泻的传播途径

轮状病毒主要通过粪-口途径传播，也可以通过水源传播或呼吸道传播。轮状病毒在自然环境中非常稳定，不易自然灭亡，因此，也可以通过生活接触传播。新生儿轮状病毒感染主要来源于孕产妇感染、产道感染及医院内感染。

轮状病毒疫苗的种类和免疫程序

目前我国上市使用的轮状病毒减毒活疫苗分为国产和进口两种。国产轮状病毒疫苗主要用于2个月至3岁的儿童，用量为每人1次口服3毫升，每年应服1次，粉红色液体，用于预防婴幼儿A群轮状病毒引起的腹泻。进口轮状病毒疫苗主要用于6~32周龄婴儿，全程免疫共3剂，6~12周龄时开始口服第1剂，每剂接种间隔4~10周，第3剂接种不应晚于32周龄。每剂为2毫升，淡黄色略带粉红的澄清液体，用于预防5种血清型（G1、G2、G3、G4、G9）导致的婴幼儿轮状病毒胃肠炎。

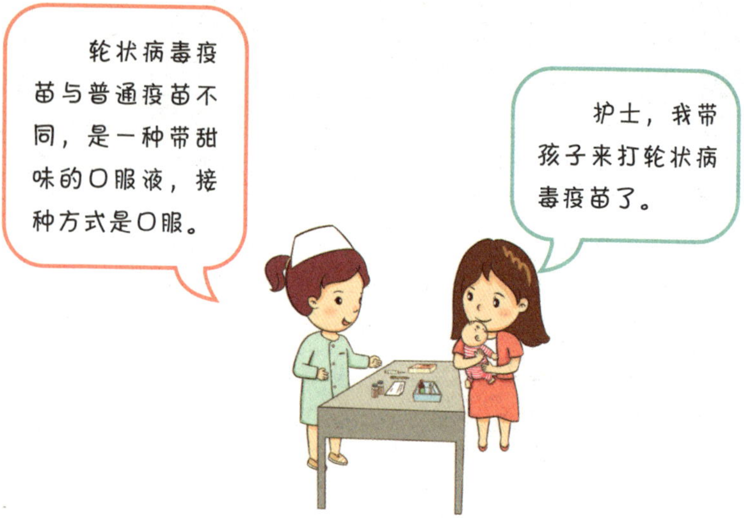
护士，我带孩子来打轮状病毒疫苗了。
轮状病毒疫苗与普通疫苗不同，是一种带甜味的口服液，接种方式是口服。

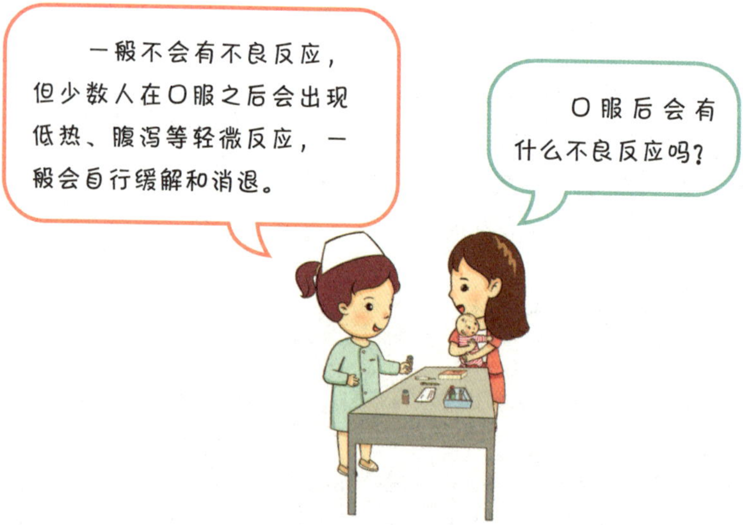
口服后会有什么不良反应吗？
一般不会有不良反应，但少数人在口服之后会出现低热、腹泻等轻微反应，一般会自行缓解和消退。

轮状病毒疫苗的禁忌证和不良反应

轮状病毒疫苗的禁忌证

轮状病毒禁忌人群包括：患急性传染病者，身体发热者，先天性心血管系统畸形患者，血液系统疾病、肾功能不全患者，严重营养不良者，过敏体质者，肠胃功能紊乱者，有免疫缺陷或正在接受免疫抑制治疗者。

轮状病毒疫苗的不良反应

轮状病毒疫苗口服之后一般不会有什么不良反应，少数人在口服之后会出现低热、呕吐、腹泻、皮疹等轻微反应，但不需要进行特殊的处理，一般会自行缓解和消退，如果出现严重的不良反应，应及时到医院就诊。

轮状病毒疫苗小档案

- ◆1974年，汤玛斯·亨利·费留特通过电子显微镜观察到轮状病毒。
- ◆1980年，轮状病毒的血清型首次发表，隔年轮状病毒首次在从自然环境中猴子肾脏取得的细胞中成功培育。
- ◆20世纪80年代中期，首批候选的轮状病毒疫苗开始进行评估。
- ◆1998年，第一个由惠氏出产并用于预防轮状病毒感染的疫苗批准上市，但在1999年，大约万分之一的婴幼儿在接种第1剂后出现肠套叠。
- ◆2006年，两种对抗轮状病毒A种的新疫苗被证明对儿童是安全且有效的。

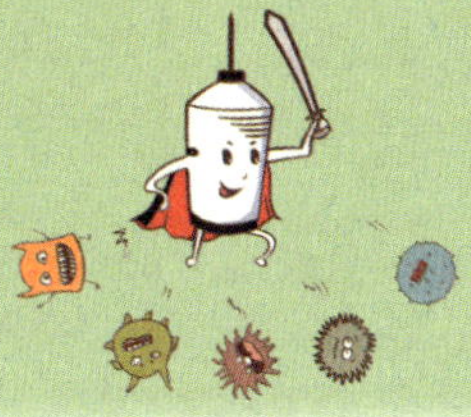

10 b型流感嗜血杆菌结合疫苗

b型流感嗜血杆菌也被称为Hib，这种病菌可以引起婴幼儿严重疾病甚至死亡。b型流感嗜血杆菌疫苗是一种用来预防b型流感嗜血杆菌引起的侵袭性疾病的疫苗，能够有效地保护婴幼儿免受b型流感嗜血杆菌的侵害。

Hib的危害

Hib可以引起婴幼儿严重疾病，例如肺炎、脑膜炎等，预后较差，是发展中国家儿童死亡的主要原因之一。Hib的易感人群为5岁以下儿童，尤其是婴幼儿，发病的高峰期在6～11月龄，约有17%的Hib疾病都在小于6个月的儿童中发生。在出现Hib的有效疫苗之前，全球每年有超过300万的儿童感染，并且有大约60万的儿童死于Hib。在发展中国家，Hib引起脑膜炎的死亡率可达26%～57%。在世界各地每年死于Hib脑膜炎的儿童估计超过5万人。患脑膜炎后的幸存儿亦可能出现后遗症，包括行为不正常、运动障碍、听力障碍、抽搐、视力问题、智力发育障碍、言语不协调或障碍等。

Hib的传播途径

Hib的主要传播途径是飞沫传播和感染患者的分泌物传播，Hib感染通常是从鼻和喉部开始，然后向其他部位进行扩散，包括人体的皮肤、骨骼、血液、脊柱、大脑、肺、心脏、关节等。

Hib 疫苗小档案

◆1892年，科学家首次分离到流感嗜血杆菌。

◆1974年，纯荚膜多糖疫苗问世。

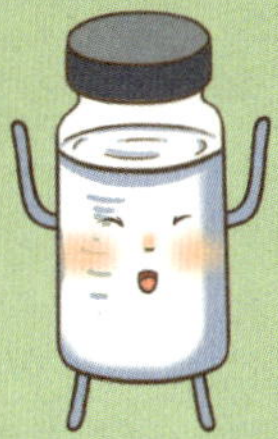

◆1985年，荚膜多糖疫苗第1次被批准用于2岁以上的儿童。

◆1987年，Hib结合疫苗第1次被批准用于18月龄以上的儿童。

◆1998年，WHO建议将Hib疫苗纳入儿童常规免疫。

◆2004年，89个国家提供针对Hib的婴儿免疫接种疫苗。

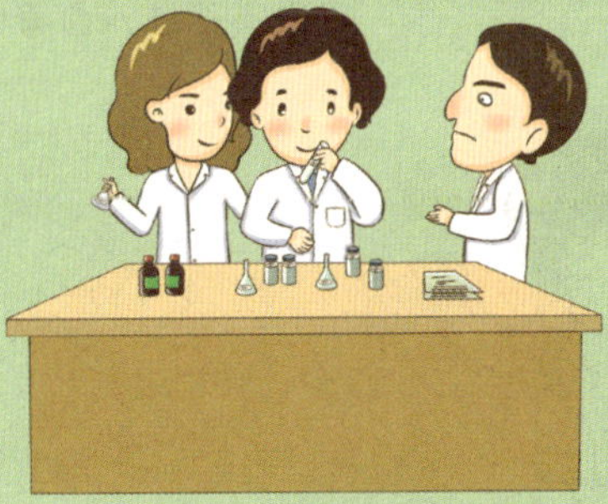

2月龄至2岁的婴幼儿建议在大腿前外侧肌肉进行注射。

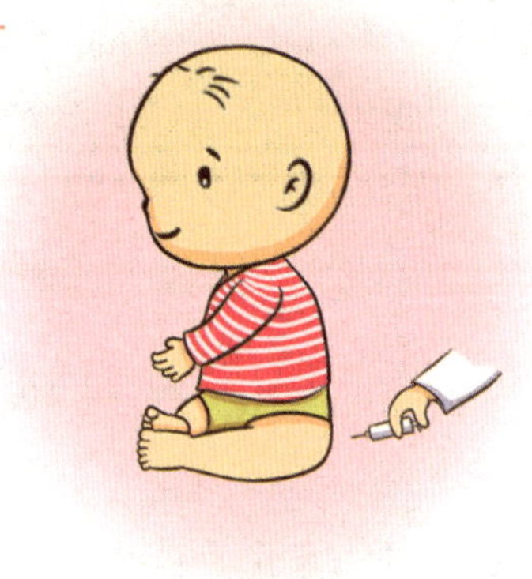

2岁以上儿童于上臂外侧三角肌处肌肉进行注射，特别注意不能注入血管中。

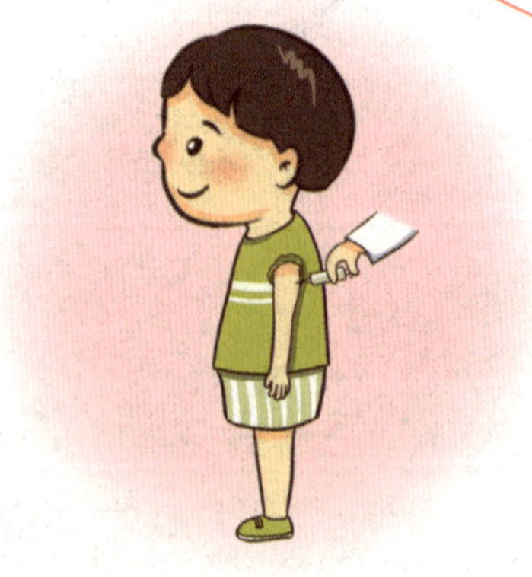

Hib 结合疫苗的免疫程序

Hib疫苗适用于2月龄以上的婴幼儿常规免疫接种，以预防Hib引起的侵袭性疾病。Hib疫苗的免疫程序根据年龄段不同有所差异，2～6月龄婴儿：每隔1或2个月接种1次，共3次，18月龄时可再加强免疫接种1次。6～12月龄婴儿：间隔1或2个月接种1次，共2次，18月龄时可再加强免疫接种1次。1～5岁儿童：接种1次。

Hib 结合疫苗的禁忌证和不良反应

Hib结合疫苗的禁忌证

Hib结合疫苗的禁忌人群包括：发热患者，对破伤风类毒素过敏者，患严重心脏病、高血压、肝肾脏疾病者。本品仅限于婴幼儿接种，孕妇禁用。已知对疫苗中任何成分过敏者，特别是对破伤风类毒素过敏者，或既往接种Hib疫苗过敏者不能接种。

Hib结合疫苗的不良反应

Hib结合疫苗的不良反应有注射部位轻微发红、轻微肿胀和疼痛、发热、食欲缺乏、烦躁不安、呕吐、腹泻等。接种后48小时内，不良症状表现轻微且可自行缓解。

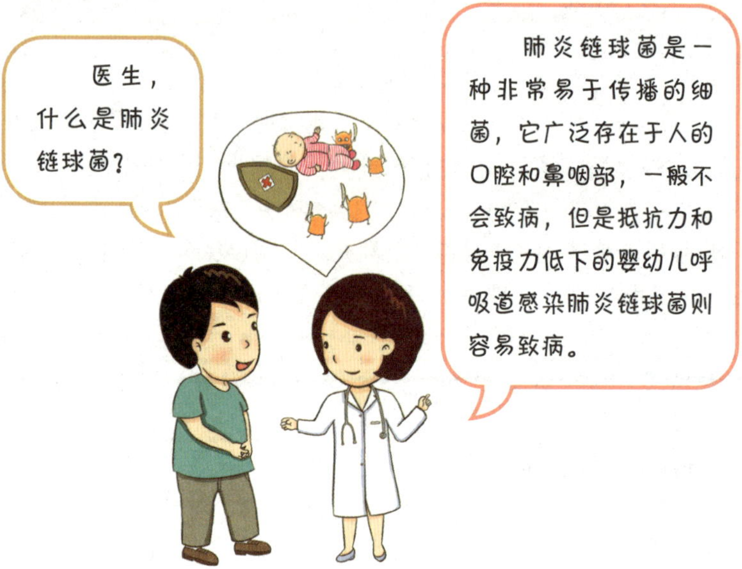
医生，什么是肺炎链球菌？
肺炎链球菌是一种非常易于传播的细菌，它广泛存在于人的口腔和鼻咽部，一般不会致病，但是抵抗力和免疫力低下的婴幼儿呼吸道感染肺炎链球菌则容易致病。

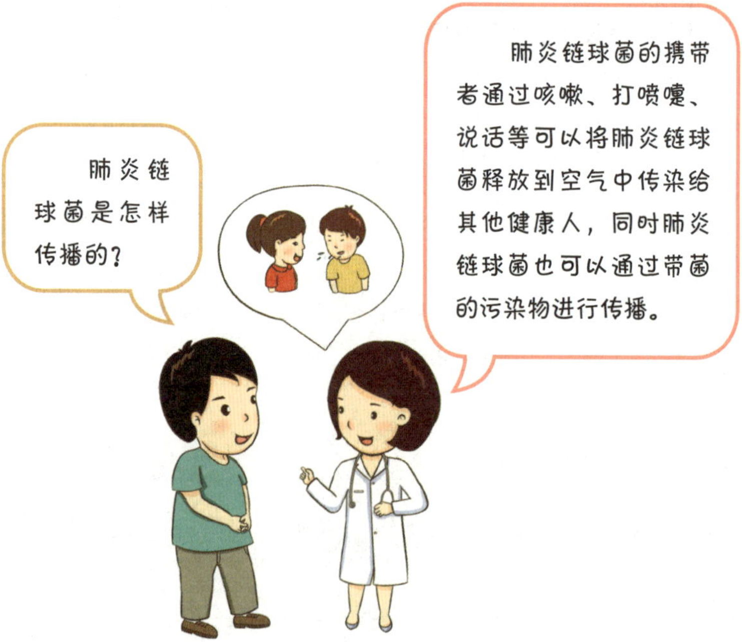
肺炎链球菌是怎样传播的？
肺炎链球菌的携带者通过咳嗽、打喷嚏、说话等可以将肺炎链球菌释放到空气中传染给其他健康人，同时肺炎链球菌也可以通过带菌的污染物进行传播。

11 肺炎疫苗

肺炎链球菌不仅可以引起儿童肺炎，还可以引起脑膜炎、中耳炎等疾病，对儿童的身体健康存在很大威胁。肺炎疫苗可以有效地控制肺炎链球菌的生长和繁殖，从而达到预防肺炎的目的。目前用于预防肺炎的疫苗有13价肺炎球菌多糖结合疫苗和23价肺炎球菌多糖疫苗两种。除此之外，为了更好地保护人类健康，更多类型的肺炎疫苗正在研发中。

肺炎的危害

肺炎链球菌引起的肺炎是一种多发且严重的传染病，也是一种高危害疾病。严重的肺炎可导致肺组织充血、水肿、炎性细胞渗出，导致人体的呼吸系统功能受损，酸碱平衡紊乱，消化系统、循环系统及神经系统都会受到侵害，从而危及生命。除此之外，肺炎还会引发严重的并发症，严重影响心血管的功能，导致严重的心力衰竭，并且出现呼吸困难、心率增快、鼻翼扇动、三凹症明显、烦躁不安等现象，并发呼吸衰竭，患儿会出现呼吸困难等症状，严重危及患儿的生命。全世界每年有超过200万的5岁以下儿童死于肺炎，其中大多数死亡病例都在贫穷的国家或地区。贫穷使得这些国家或地区的儿童一直得不到很好的治疗，也很难获得疫苗。

肺炎疫苗的种类和免疫程序

肺炎疫苗的种类

肺炎疫苗主要有13价肺炎球菌多糖结合疫苗和23价肺炎球菌多糖疫苗两种，13价肺炎球菌多糖结合疫苗主要用于2岁以下的儿童，23价肺炎球菌多糖疫苗主要用于2岁以上高危儿童与50岁以上的老年人。

肺炎疫苗的免疫程序

根据婴幼儿的免疫系统特点，2岁以下婴幼儿更适合接种13价肺炎球菌多糖结合疫苗。

13价肺炎球菌多糖结合疫苗（进口）的接种程序为6周龄至15月龄婴幼儿，基础免疫在2、4、6月龄各接种1剂，加强免疫在12～15月龄接种1剂。基础免疫首剂最早可在6周龄接种，之后各剂间隔4～8周。

13价肺炎球菌多糖结合疫苗（国产）的接种程序为6周龄至5岁龄婴幼儿和儿童。接种程序为：2～6月龄婴儿，首次接种为2月龄或3月龄（最小可在6周龄接种第1剂），每剂接种间隔1～2个月，12～15月龄时加强免疫接种1剂；7～11月龄婴儿，基础接种2剂，每次接种至少间隔1个月，建议12月龄以后加强免疫接种1剂；12～23月龄幼儿接种2剂，每次接种间隔至少2个月；2～5岁儿童接种1剂。

23价肺炎球菌多糖疫苗的接种程序为接种1剂，不推荐已接种的免疫功能正常者再次接种。对于2岁以上的高危人群首次接种超过5年且肺炎球菌抗体水平可能下降者，建议再次接种1次。

肺炎疫苗的禁忌证和不良反应

肺炎疫苗的禁忌证

肺炎疫苗的禁忌人群有对疫苗中的任何成分过敏者、正在进行免疫抑制治疗的患者、具有严重心脏病或肺功能障碍的患者、妊娠期和哺乳期妇女。

肺炎疫苗的不良反应

普遍认为肺炎疫苗是安全的，一般接种之后没有什么不良反应，少数人会出现接种部位疼痛、红斑、肿胀、硬结、发热、咳嗽、肌痛，极少数人会出现过敏反应，但这些反应通常持续不超过48小时，建议观察，如果不良反应持续不退且加重，需要及时就医。

肺炎疫苗小档案

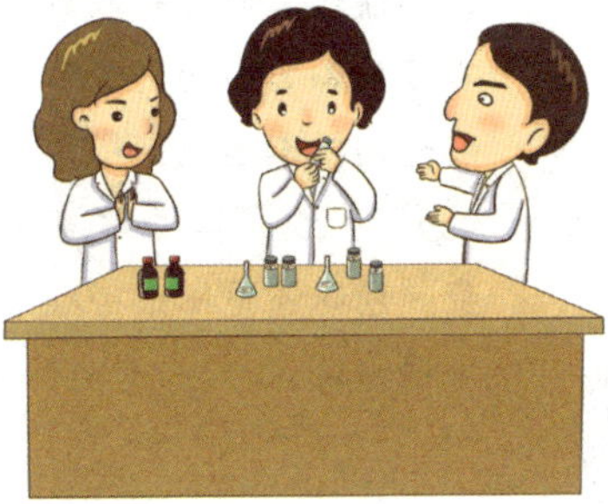

◆1881年，美国和法国的科学家最先分离出肺炎链球菌。

◆1882年，美国和法国的科学家实验后指出，预防接种具有抗肺炎链球菌感染的可能性。

◆1911年，在南非首先进行大规模全细胞肺炎疫苗的临床试验。

◆1946年，两种6价肺炎球菌多糖疫苗在市场出售，由于青霉素的有效应用，这两种疫苗未广泛使用。

◆1977年，首个14价肺炎球菌多糖疫苗注册使用。

◆1983年，23价肺炎球菌多糖疫苗在美国上市，对成人具有免疫原性。

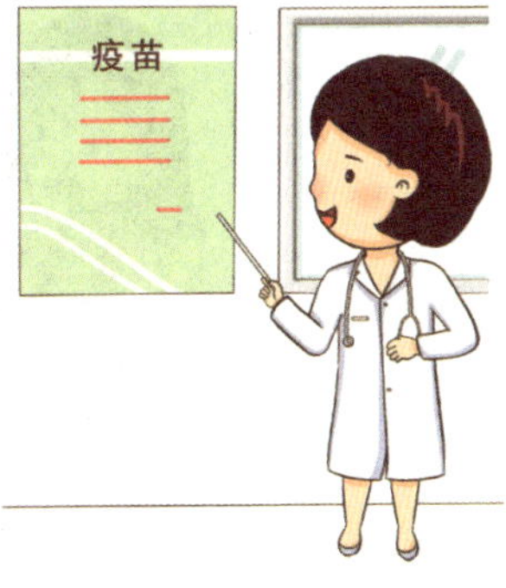

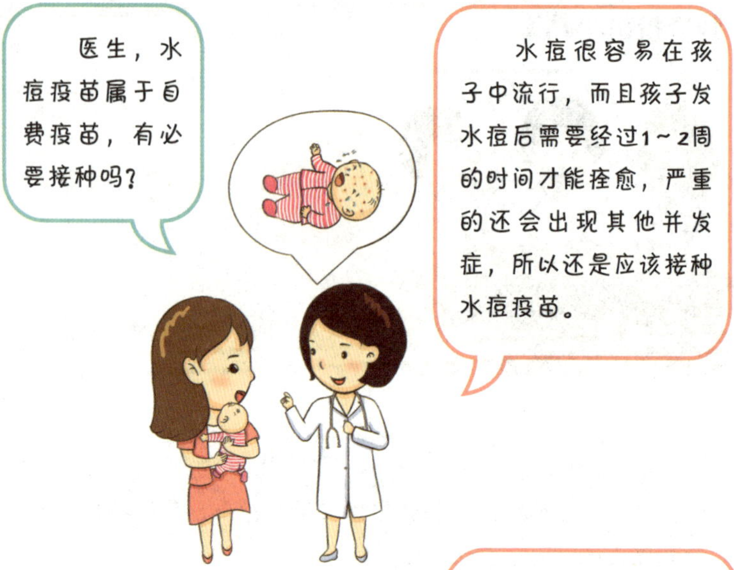
医生，水痘疫苗属于自费疫苗，有必要接种吗？
水痘很容易在孩子中流行，而且孩子发水痘后需要经过1～2周的时间才能痊愈，严重的还会出现其他并发症，所以还是应该接种水痘疫苗。

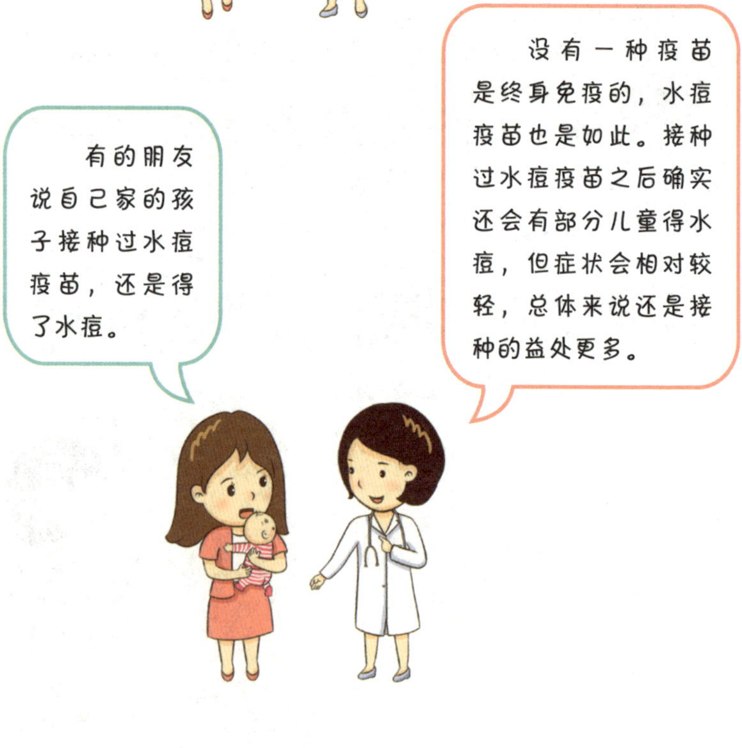
有的朋友说自己家的孩子接种过水痘疫苗，还是得了水痘。
没有一种疫苗是终身免疫的，水痘疫苗也是如此。接种过水痘疫苗之后确实还会有部分儿童得水痘，但症状会相对较轻，总体来说还是接种的益处更多。

12 水痘疫苗

水痘疫苗是采用水痘病毒的传代毒株制成的，接种水痘疫苗是预防水痘感染的最有效方法。接种水痘疫苗不仅可以很好地预防水痘，对水痘-带状疱疹病毒引起的并发症还会有一定的预防作用。

水痘的危害

水痘是以皮肤出疹为特征的传染病，常发于春、秋季。水痘会引起病毒性肺炎、病毒性脑炎、出血性水痘、败血症等疾病，严重威胁孩子的身体健康及生命安全。水痘如果引发病毒性肺炎，那么孩子会出现咳嗽、胸痛、高热、呼吸困难，甚至咯血等症状，严重的还会导致死亡。水痘引发的病毒性脑炎会直接侵犯脑组织，出现头痛、发热、呕吐 、失语、昏迷等症状，死亡率较高，应特别警惕。如果是出血性水痘则会引起血液成分和功能改变，导致凝血功能下降，最明显的现象就是水痘变成血痘，还伴有鼻腔、胃肠道出血，血尿等，严重者可导致死亡。水痘皮肤疱疹破损后，细菌如果进入血液可导致败血症，会引起化脓性炎症，可导致淋巴结炎、蜂窝织炎等疾病。

水痘的传播途径

水痘的传播途径有两种，分别是通过呼吸道传播和接触传播（包含接触带状疱疹患者）。通过呼吸道传播是水痘传播的主要途径，水痘病毒广泛地存在于水痘患者的疱疹液、血液及口腔分泌物中，因此，吸入水痘患者咳嗽、说话产生的飞沫，就有可能被感染。易感儿童如果接触了被水痘病毒污染的物品之后，也有可能被感染，有报道易感儿童在与成人带状疱疹患者接触后引起水痘的。

水痘疫苗小档案

◆1974年，日本学者从一名患天然水痘男孩的水疱液中用人胚肺细胞分离出了水痘–带状疱疹病毒。

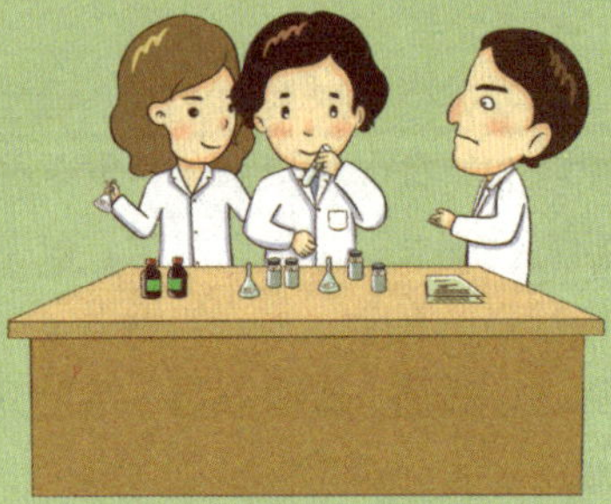

◆1984年，北京生物制品研究所生产出的水痘疫苗用于健康儿童和白血病患儿，获得了满意的血清学和流行病学效果。

◆1998年，水痘疫苗进入中国,为中国的水痘疾病预防做出了重大贡献。

◆2000年，上海生物制品研究所成功研制出水痘疫苗并上市。

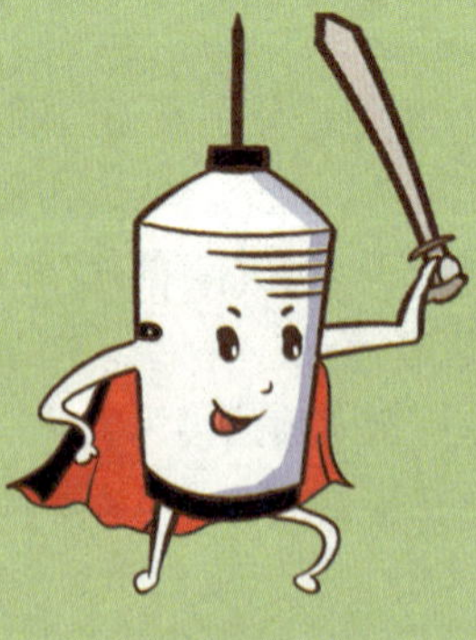

水痘疫苗的免疫程序

水痘疫苗属于自费疫苗（部分省市已将水痘疫苗纳入免费疫苗），需要家长根据儿童的情况进行选择。建议无水痘史的成人和青少年接种。水痘的易感人群主要是1～12岁的健康儿童。我国针对1～12岁儿童目前的免疫程序是接种1剂水痘疫苗；大于13岁的人群接种2剂，间隔4～8周。美国从2007年起要求对小于12岁的儿童接种2剂水痘疫苗，近年来我国部分地区开始推荐2剂次的免疫程序。

水痘疫苗的禁忌证和不良反应

水痘疫苗的禁忌证

水痘疫苗的禁忌人群包括曾对水痘疫苗成分有过敏反应或有其他严重过敏史者、活动性肺结核患者、妊娠期妇女、免疫损害者。接种者在接种前5个月内或接种3周内使用过全血、血浆或免疫球蛋白，会降低水痘疫苗的效果。

水痘疫苗的不良反应

接种水痘疫苗之后一般没有什么不良反应，只有少数人会出现轻微的发热或者皮疹，一般不需要进行特殊处理，短时间内会自行消退。由于接种水痘疫苗后需要一段时间才能产生足够的抗体，所以接种水痘疫苗1个月内最好不要接触水痘患者。

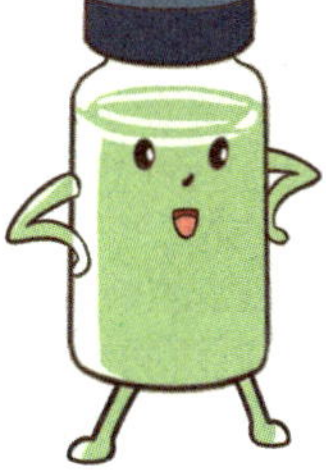

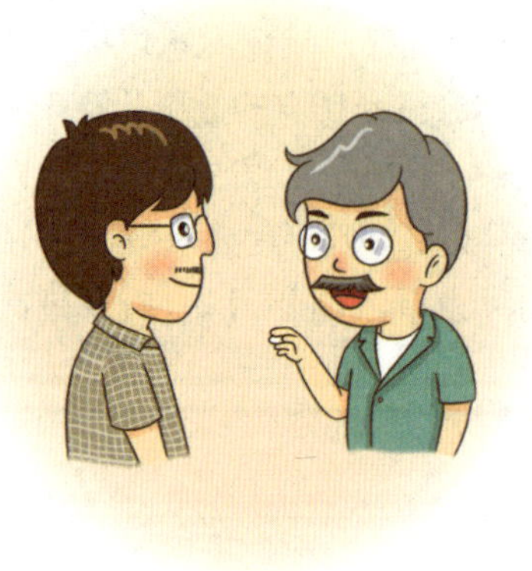

1948年，希尔曼加入华特瑞陆军研究院。

长官：“一定要在下一次全国性大流行之前，找出预防流行性感冒的方法。”

希尔曼：“好的，长官！”

希尔曼：“我成功啦！”

1949年，希尔曼成功研制出流行性感冒疫苗。

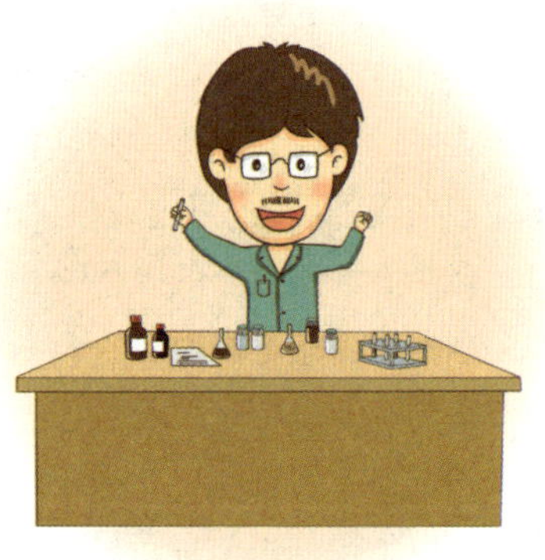

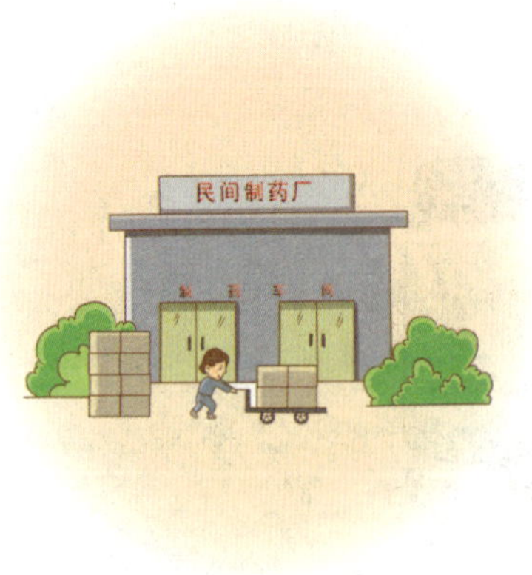

1957年，希尔曼及其同事与民间制药厂合作在感恩节流感流行高峰时生产了4000万剂疫苗，成功预防了当年的流感。

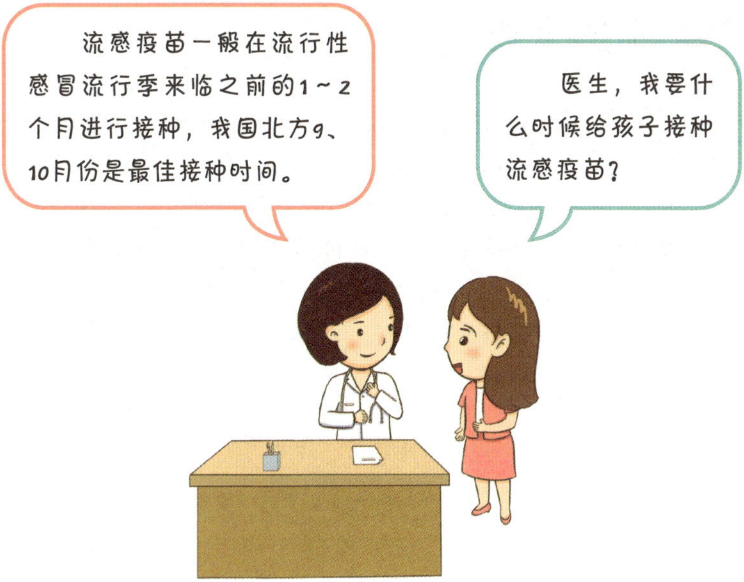
医生，我要什么时候给孩子接种流感疫苗？
流感疫苗一般在流行性感冒流行季来临之前的1～2个月进行接种，我国北方9、10月份是最佳接种时间。

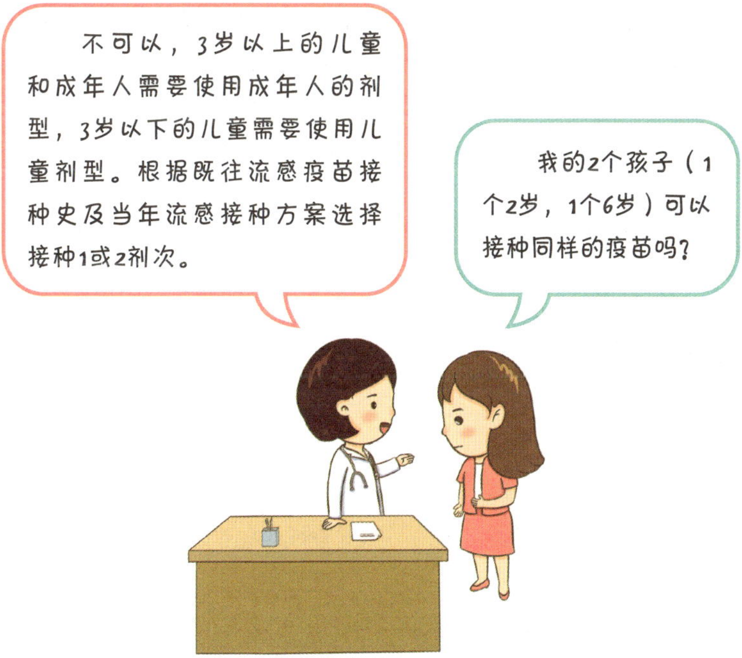
我的2个孩子（1个2岁，1个6岁）可以接种同样的疫苗吗？
不可以，3岁以上的儿童和成年人需要使用成年人的剂型，3岁以下的儿童需要使用儿童剂型。根据既往流感疫苗接种史及当年流感接种方案选择接种1或2剂次。

13 流感疫苗

流感疫苗是用来预防流感病毒的疫苗，适用于易感染流感病毒的健康人。由于流感病毒亚型较多且高度易变，各年度流行毒株不一定相同，且接种后免疫保护性仅可持续1年，因此，流感疫苗需要在每年流感流行季来临之前进行1次接种。接种流感疫苗是预防和控制流感的有效措施，可以很好地降低接种者感染流感的概率，以及最大限度地减轻流感的症状。

流感的危害

流感发病突然，潜伏期一般为1～7天，多数为2～4天。传染性强，并且会诱发严重的并发症，全球每年有约30万人因为流感而死亡。流感疫情一旦暴发，会造成学校、医院等公共场所的密集感染，引起居民恐慌。每年流感流行期间，约有10亿人感染，其中重症流感有300万人左右，因此，流感的危害是很大的。

流感的传播途径

流感是由流感病毒所致，该病毒不耐热，对常用消毒剂敏感，对紫外线敏感，耐低温和干燥，真空干燥或-20℃以下仍可存活，并且流感病毒经常发生抗原变异，传染性强，传播迅速，极易发生大范围流行。

流感主要以飞沫进行传播，是一种兼具流行性和传染性的呼吸道传染病。流感患者讲话、咳嗽、打喷嚏时都会产生大量携带流感病毒的飞沫，这些飞沫悬浮于空气中，健康人吸入这种携带流感病毒的飞沫就会感染流感。

流感疫苗的种类

我国目前批准上市的流感疫苗包括3价灭活疫苗、3价减毒活疫苗和4价灭活疫苗，其中3价灭活疫苗有裂解疫苗和亚单位疫苗，可用于≥6月龄人群接种；3价减毒活疫苗用于3～17岁人群；4价灭活疫苗为裂解疫苗，可用于≥36月龄人群接种。其中3价流感疫苗包含流感病毒甲1亚型、甲3亚型和乙型的1个系，4价流感疫苗在3价流感疫苗的基础上增加了乙型毒株的1个系。3种疫苗的免疫效果和副作用相差不大。

流感疫苗的禁忌证和不良反应

流感疫苗的禁忌证

流感疫苗的禁忌人群包括对疫苗成分过敏者、吉兰-巴雷综合征患者、急性发热性疾病患者、慢性病发作期者、严重过敏体质者。

流感疫苗的不良反应

流感疫苗常见的不良反应有局部疼痛、发热、疲劳乏力、头痛、头晕、恶心等，一般不用进行特殊处理，这些症状会在短时间内自行消退。少数人会出现局部红、肿、瘙痒，过敏，胸闷，口干，咽喉疼痛，咳嗽，肌肉关节疼痛，食欲缺乏，腹痛，腹泻等症状。如果这些症状越来越严重，也没有消退的迹象，那么需要及时就医。

流感在人与人之间传播能力很强，与有限的有效治疗措施相比积极防控更为重要，平时可以采取一些措施对流感进行预防，例如，保持室内空气流通，流行高峰期避免去人群聚集场所，经常洗手，避免脏手接触口、眼、鼻，加强户外体育锻炼等。

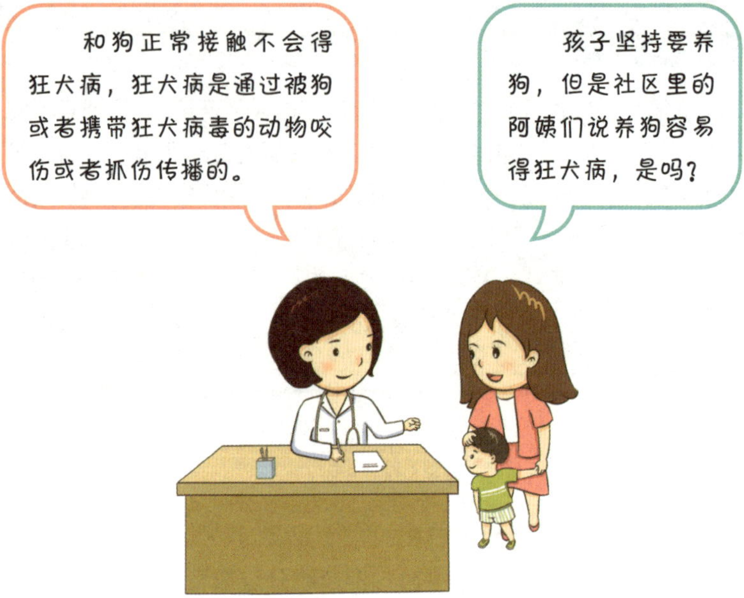
孩子坚持要养狗，但是社区里的阿姨们说养狗容易得狂犬病，是吗？
和狗正常接触不会得狂犬病，狂犬病是通过被狗或者携带狂犬病毒的动物咬伤或者抓伤传播的。

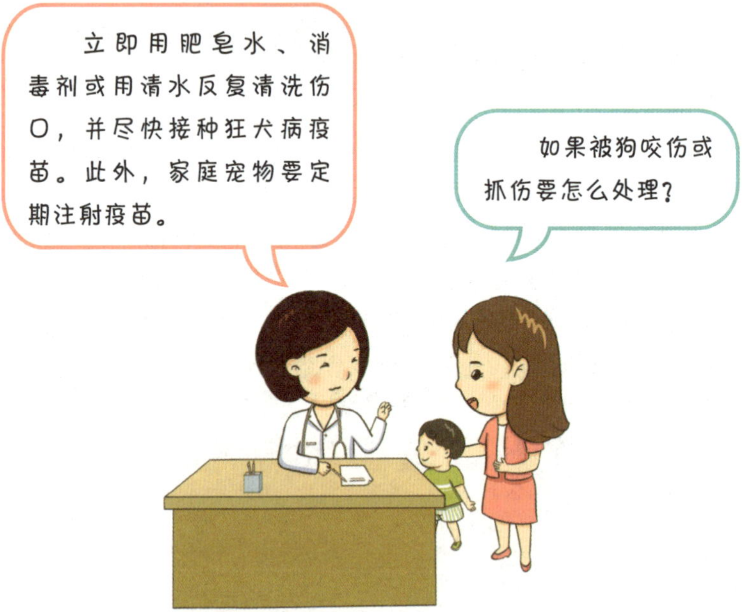
如果被狗咬伤或抓伤要怎么处理？
立即用肥皂水、消毒剂或用清水反复清洗伤口，并尽快接种狂犬病疫苗。此外，家庭宠物要定期注射疫苗。

14 人用狂犬病疫苗

人用狂犬病疫苗是用来预防狂犬病的一种疫苗。我国自主研制的冻干人用狂犬病疫苗对狂犬病有很好的预防作用。

狂犬病的危害

狂犬病的危害非常大，一旦发作死亡率几乎是百分之百。因此，被动物咬伤之后要尽快进行人用狂犬病疫苗的注射，严重的还需要增加血清或免疫球蛋白的注射。家里有宠物也一定要按照免疫程序定期给宠物进行疫苗注射，同时还要注意防止被宠物咬伤。

狂犬病的潜伏期长短不一，多数在3个月以内，潜伏期的长短与年龄、伤口部位、伤口深浅、入侵病毒的数量及毒力等因素有关。其他如清创不彻底、外伤、受寒、过度劳累等，均可能使疾病提前发生。典型临床表现过程可分为前期、兴奋期、麻痹期3期，狂犬病的整个病程为6～10天，患者会出现兴奋、怕水、肢体软弱、腹胀、肌肉瘫痪、大小便失禁等症状，也会出现肺炎、气胸、纵隔气肿、心律失常、心力衰竭、动静脉栓塞、上腔静脉阻塞、上消化道出血、急性肾衰竭等并发症，最终因呼吸肌麻痹与延髓性麻痹而死亡。

狂犬病的传播途径

狂犬病主要通过动物将狂犬病毒传播给人而导致，通过被携带狂犬病毒的动物咬伤或者抓伤而传播，狂犬病毒还可以通过伤口和黏膜进入神经组织而引发感染，进食携带狂犬病毒的动物，经消化道也会感染狂犬病。狂犬病毒有糖蛋白抗原和核蛋白抗原两种主要抗原，其中糖蛋白抗原能与乙酰胆碱结合，决定了狂犬病毒的嗜神经性。

狂犬病疫苗小档案

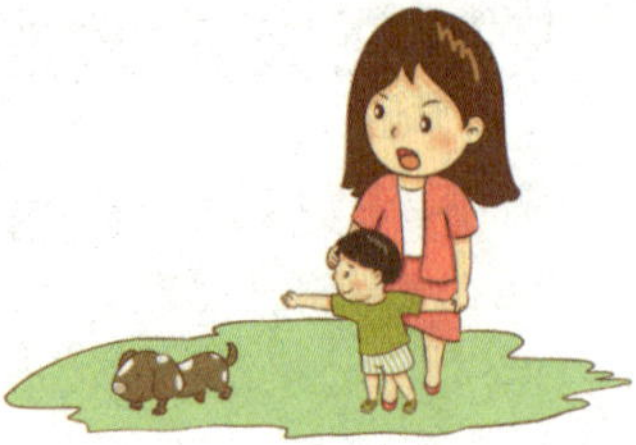

- ◆1882年，巴斯德从疯牛脑组织中分离到病毒，将其在家兔脑内连续传代90代。
- ◆1885年，巴斯德将感染狂犬病的兔脑和脊髓干燥后研成粉末，用生理盐水溶解成乳剂作为疫苗。
- ◆1911年，英国人山浦证实用酚可以灭活狂犬病毒而不破坏其抗原性，用羊脑组织研制成功山氏疫苗。
- ◆1933年，我国开始用山氏法生产兔脑和羊脑疫苗。
- ◆1981年，我国正式用原代地鼠肾细胞灭活疫苗代替山氏疫苗。

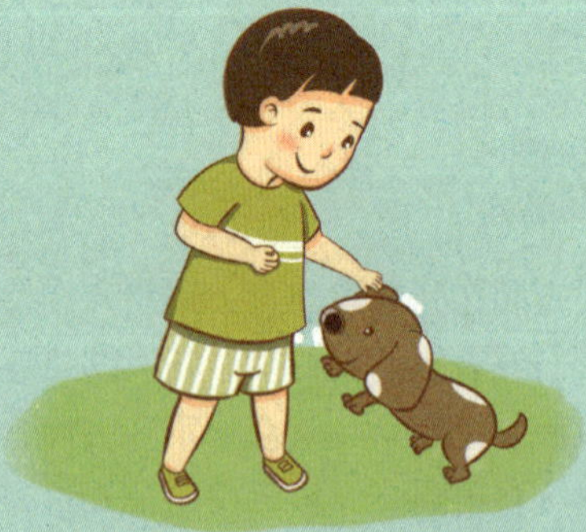

人用狂犬病疫苗的免疫程序

被可疑狗、猫等动物咬伤或抓伤后，应及时清洗伤口并接种狂犬病疫苗。狂犬病疫苗接种通常有2种程序，第1种程序简称5针法程序，当天（第0天）接种第1剂，第3天、第7天、第14天、第28天各接种1剂；第2种程序简称211程序，第0天接种2剂，左右上臂三角肌各接种1剂，第7天、第21天各接种1剂。这2种程序都是世界卫生组织认可的有效程序，211程序只适用于我国已批准可以使用211程序的狂犬病疫苗品种。狂犬病疫苗接种不分体重和年龄，均按相同程序和剂次接种。对于咬伤较为严重的情况，还需在接种首剂疫苗的同时联合使用狂犬病血清或免疫球蛋白。

人用狂犬病疫苗的禁忌证和不良反应

人用狂犬病疫苗的禁忌证

因为狂犬病是致死性疾病，暴露后接种无任何禁忌证。

人用狂犬病疫苗的不良反应

接种人用狂犬病疫苗后少数人会有局部疼痛、红肿、硬结、瘙痒，甚至水肿、淋巴结肿大等不良反应，但这些反应一般比较轻微，并且短时间内会消退，不需要进行特殊处理；如果不良反应持续不消则需要及时就医。

15 五联疫苗

五联疫苗可以同时有效地预防5种传染病，在贮存、运输和使用方面都非常方便，同时也可以减轻受种者在接种时的痛苦，且具有更好的安全性和稳定性。

五联疫苗的免疫程序

五联疫苗的接种对象是2月龄及以上的婴幼儿和儿童，有2种不同的免疫程序，第1种免疫程序是在2、3、4月龄时进行3剂基础免疫，在18～24月龄时进行1剂加强免疫，1、2、3剂之间每剂次间隔不少于28天；第2种免疫程序是在3、4、5月龄时进行3剂基础免疫，在18～24月龄时进行1剂加强免疫，1、2、3剂之间每剂次间隔不少于28天。这2种免疫程序并无太大的区别，家长可以自行选择。

五联疫苗的禁忌证和不良反应

五联疫苗的禁忌证

五联疫苗的禁忌人群包括对疫苗成分过敏者和其他严重不良反应者，慢性疾病的急性发作期和发热者，患脑病、未控制的癫痫和其他进行性神经系统疾病者，接种百日咳、白喉、破伤风疫苗后发生神经系统反应者。

五联疫苗的不良反应

五联疫苗常见的不良反应有发热、注射部位触痛，少数人会出现下肢水肿的现象，这些症状一般可自行缓解而无后遗症。

◆1990年，多个西方国家将五联疫苗应用于儿童免疫程序中。

◆2011年，中国首个儿童五联疫苗上市。

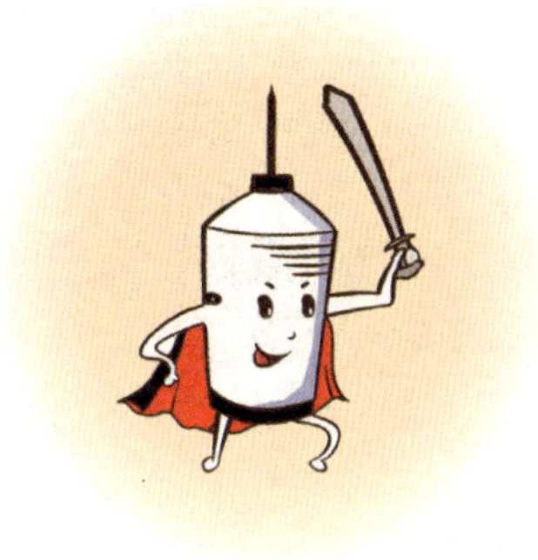

接种部位

儿童接种五联疫苗注射部位为上臂外侧三角肌。

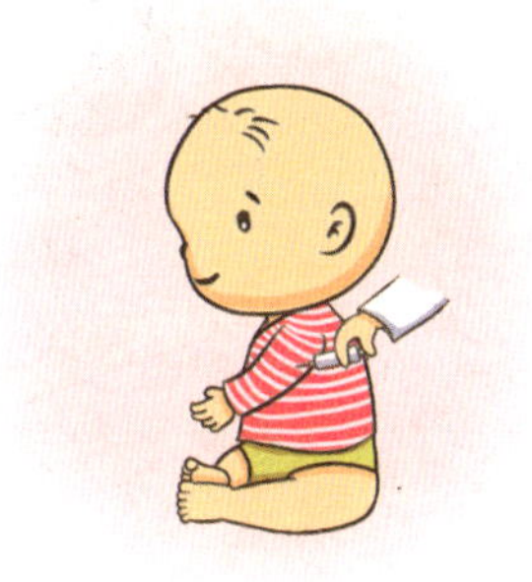

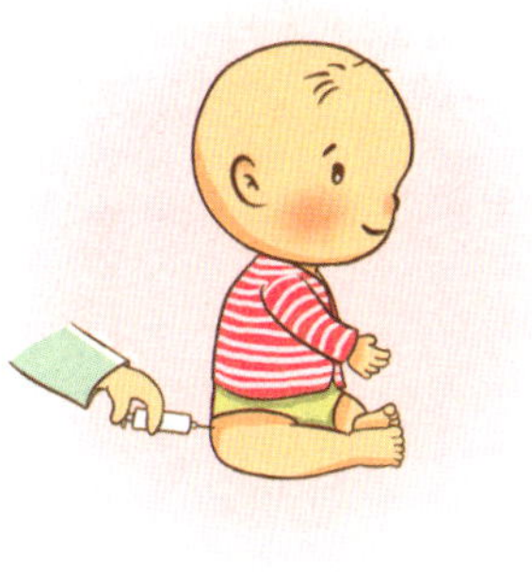

推荐2岁以下婴幼儿最佳注射部位为大腿前外侧肌肉中间1/3处。

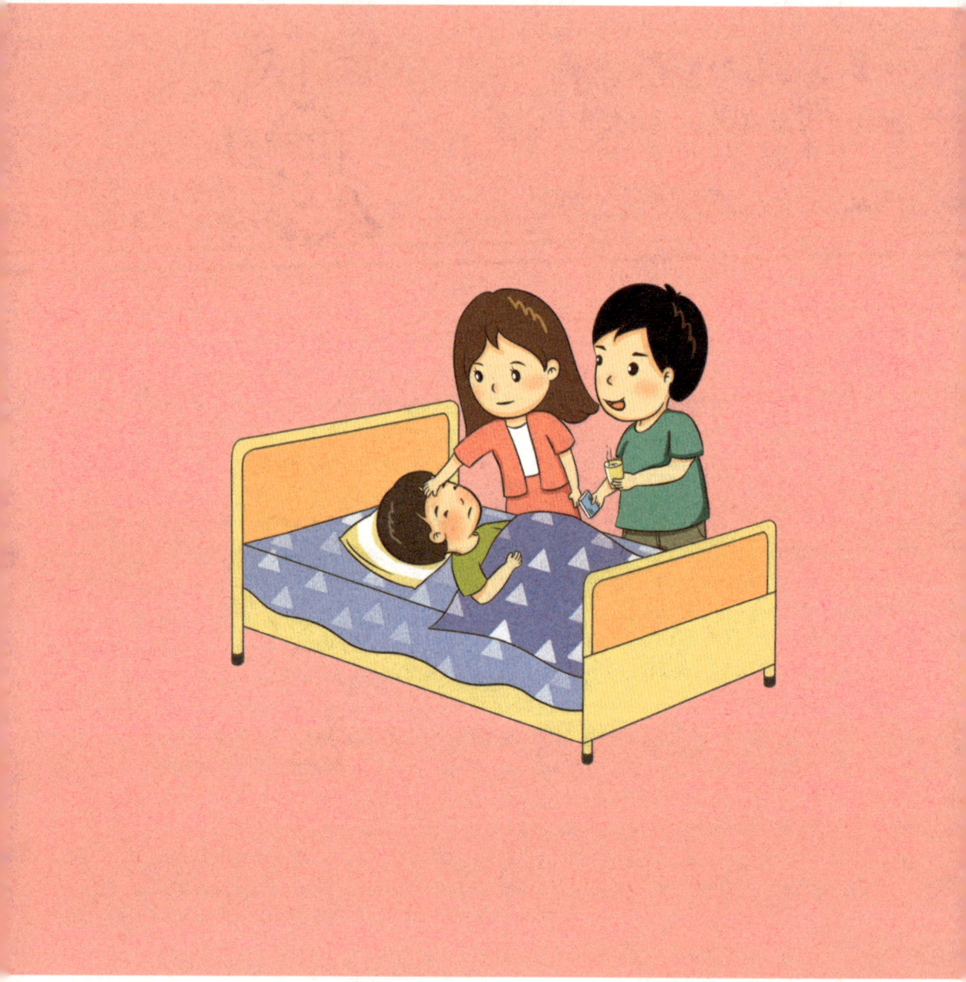

第4章

小儿接种流感疫苗的常见问题

流感与普通感冒相比，症状更加严重，传染性更强，抗生素治疗无效。但流感是可以预防的，接种流感疫苗是目前最有效的预防方法。接种流感疫苗可以显著降低受种者患流感及流感相关并发症的风险，同时还可以减少患流感后传染给他人的风险。

1 为什么要接种流感疫苗

每当流感高发期，很多人都会纠结要不要进行流感疫苗的接种，尤其是孩子的家长，也在犹豫要不要带孩子进行流感疫苗的接种。大家有这样的犹豫是因为对流感的危害还不了解，轻微流感虽然与普通感冒症状相似，但重症流感会出现病毒性肺炎、急性呼吸窘迫综合征、休克、心血管及神经系统多种并发症，严重危及生命，因此，人们应该重视对流感的预防。

流感的危害

流感的季节性变化强，全球每年大约有10%的成人和30%的儿童感染季节性流感，我国每年因为流感发病、住院和死亡的数量也非常庞大，这些感染的人群中5岁以下的儿童最多，其次是65岁以上的老年人。平均每年因为流感造成的死亡人数高达10万左右，并且还在逐年增多，因此，为了避免流感对自己和家人造成伤害，在有能力的条件下及时进行预防是非常有必要的。

接种流感疫苗的必要性

流感最容易侵袭老年人、慢性病患者及儿童，这类人群抵抗力较弱，一旦感染流感，病情也会比较凶险，往往会出现呼吸困难、缺氧等症状，还会引发肺炎、咽喉炎、中耳炎、支气管炎等高危并发症，导致相应器官衰竭，危及生命。尤其是婴幼儿，感染流感往往不易察觉，治疗不及时会留下可怕的后遗症，流感也是导致儿童死亡的主要原因之一。

接种流感疫苗是目前公认的预防流感最经济有效的措施，因此，在流感来临之际，建议家长带孩子接受流感疫苗的注射，尤其是需要集体生活的幼儿和学龄儿童，以防止孩子受到流感病毒的侵袭。

接种流感疫苗的好处

◆通过接种流感疫苗可以显著降低由流感造成的门诊率和住院率，减少流感造成的并发症和死亡事件。

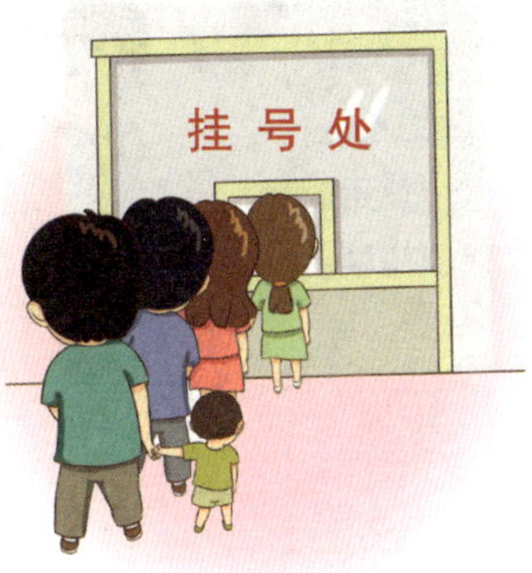

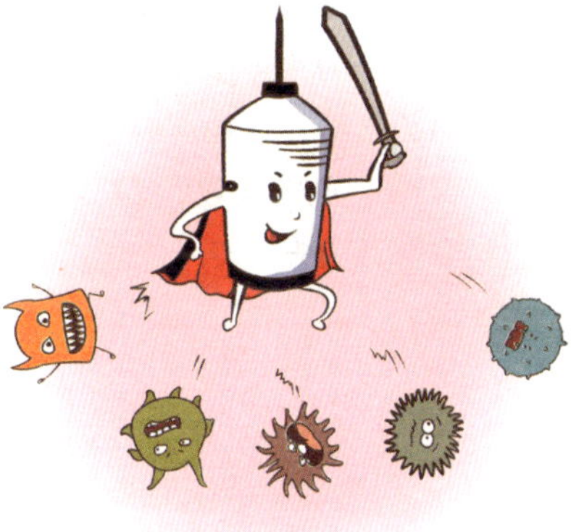

◆美国的研究结果显示，接种流感疫苗可以使流感导致的肺炎患者数量减少39%，呼吸道疾病患者数量减少32%，心脏功能不全患者数量减少27%，更可以减少流感导致的死亡人数的49%～64%。

◆日本的经验显示，学龄儿童接种流感疫苗可以显著降低该类人群因流感和肺炎导致的死亡。

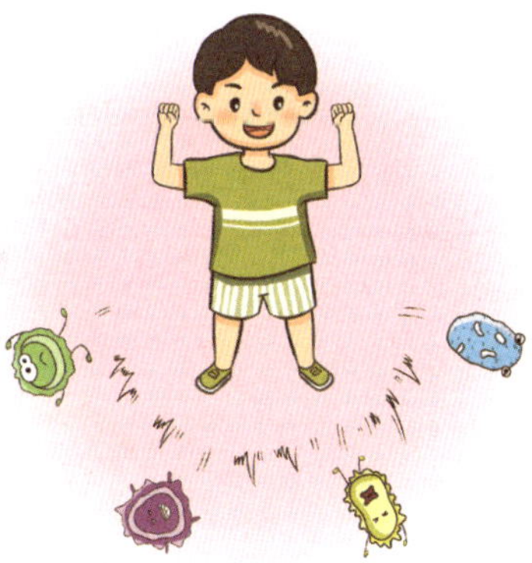

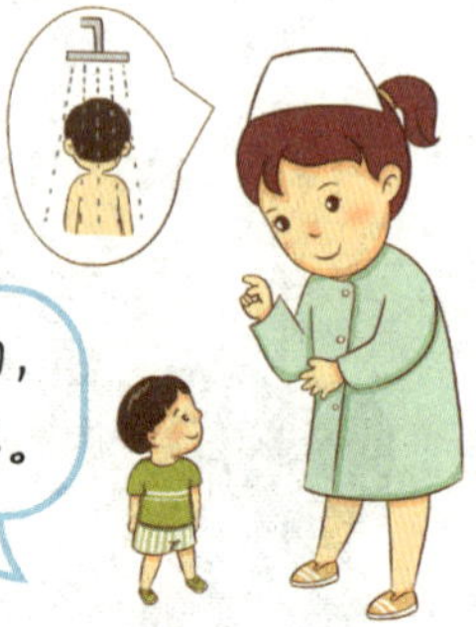

小朋友，在接种了流感疫苗之后要注意接种部位的清洁，避免污染和沾水。

好的，谢谢阿姨。

会有什么不良反应吗？

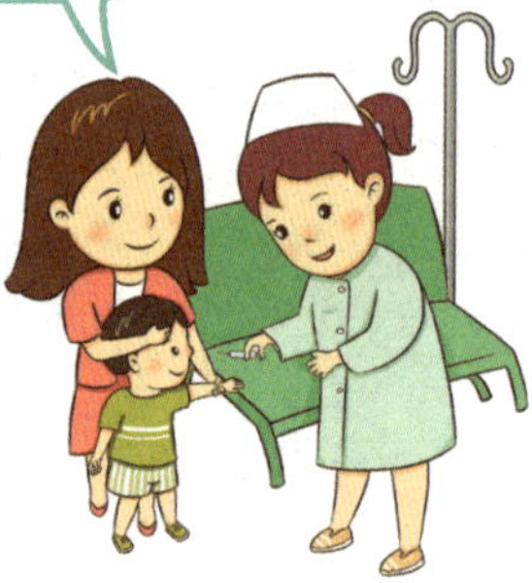

家长在孩子接种流感疫苗后的1天时间里要注意观察孩子的反应，如果孩子的接种部位出现轻微的疼痛、红肿、不适感都属于正常现象，2天内会自行消失。

如果孩子出现持续发热、红肿持续不消的状况，则需要及时就医。

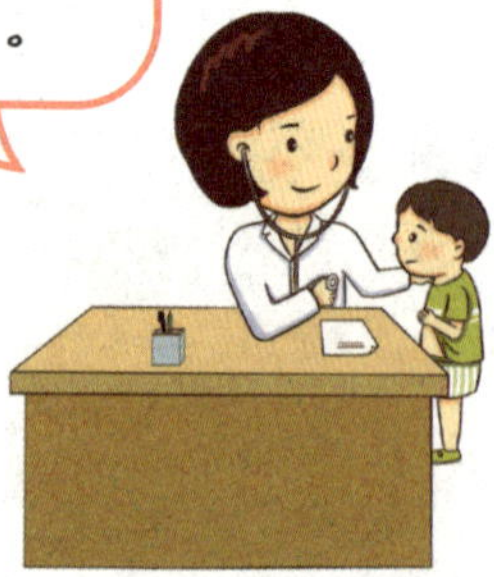

2 如何接种流感疫苗

流感是一种由流感病毒引起的急性呼吸道传染病，主要传播途径是通过飞沫传播，也可以通过被流感病毒污染的物品进行传播，具有很强的传染性。人一旦感染流感，会出现持续高热、头痛、全身乏力等症状，严重的还会引起肺炎、心肌炎、脑膜炎等并发症，威胁生命安全。

流感的高危人群

6月龄至3岁的婴幼儿是流感的高危人群，这类儿童抵抗力差，免疫系统还不够完善，感染率高达50%，是成人的2～3倍。婴幼儿除了感染率高，感染之后的症状也比成年人凶险。婴幼儿感染流感后很容易引发肺炎、中耳炎、鼻窦炎、脑炎、心肌炎等多种疾病，病死率高达3%，因此，婴幼儿更加需要预防流感，进行流感疫苗的接种。

流感疫苗需要打几针

家长在带孩子进行流感疫苗的接种时，应该选择适合孩子的类型进行接种。注射型流感疫苗分为成人型和儿童型两种，成人型是0.5毫升的剂量，儿童型是0.25毫升的剂量。年龄不足6个月的孩子不能接种流感疫苗，3岁以下的儿童需接种儿童型流感疫苗。首次接种流感疫苗需要接种2次，2个剂次需间隔4周及以上。3岁以上儿童只需接种成人型流感疫苗1剂次即可。

在接种流感疫苗时，一定要按照流感疫苗的接种程序正确接种，确保流感疫苗的接种效果，防止流感病毒侵袭对人体造成伤害。

3 有感冒症状或经常感冒的儿童能否接种流感疫苗

儿童的抵抗力比较弱，经常会出现感冒的症状，也很容易受到流感的侵袭，很多家长都希望在流感季节来临之前带孩子进行流感疫苗的接种，但是家长经常有这样的疑问：有感冒症状或者经常感冒的孩子能否接种流感疫苗呢？

有感冒症状是否能够接种

孩子如果有感冒症状或者正处于感冒期是不适合接种流感疫苗的，因为接种疫苗后的反应可能会和感冒症状相互重叠，造成症状“加重”。因此，儿童如果有感冒症状或者处于感冒期，需要等到其感冒痊愈后1周左右再进行流感疫苗的接种，这样才能产生理想的接种效果。

孩子经常感冒是否能够接种

感冒和流感是2个不同的概念，流感比一般的感冒症状更加严重，并且具有较强的传染性，无法进行抗生素的治疗，但是可以通过接种流感疫苗进行有效的控制和预防，而感冒则只能进行治疗，并没有很好的方法进行绝对的预防。孩子如果经常感冒说明抵抗力弱，那么也会更加容易感染流感，因此，需要进行流感疫苗的接种，只要孩子在接种流感疫苗时不处于感冒期，两者就没有太大的冲突。

总之，孩子如果经常感冒，免疫力低下，更需要进行流感疫苗的接种，只要不在孩子感冒期间接种流感疫苗即可。流感疫苗的接种适合身体素质差、抵抗力低的人群，这类人群有了流感疫苗的保护，能更加安全地渡过流感的高发期。

4 多大的孩子可以接种流感疫苗

研究表明，身体健康的孩子也有可能出现严重的流感并发症，引发身体潜在的疾病，其中最为常见的是肺炎。因此，在流感季节来临之前进行流感疫苗的接种是非常有必要的。

多大的孩子可以接种流感疫苗

6月龄以上的孩子就可以进行流感疫苗的接种了。6月龄以上的孩子（包括婴幼儿）是流感的高危人群，特别是6月龄至3岁之间的孩子更易患流感，因此，该年龄段的孩子需要进行流感疫苗的接种。虽然6月龄以下的孩子也有感染流感的可能，但由于6月龄以下的孩子免疫系统还不够完善，还不适合接种流感疫苗。

孩子是流感的高危人群

孩子是流感的高危人群，6月龄至3岁的孩子感染流感的概率在50%以上，比成年人要高约3倍，并且孩子感染流感出现并发症的可能性更高，很容易引起肺炎、脑炎、心肌炎等。

流感比感冒危害更大

很多家长认为，流感只不过是流行性感冒，并不严重，对流感疫苗的接种也并不重视。其实不然，流感是由流感病毒引起的急性呼吸道传染病，而普通感冒则是由不同的细菌、病毒等病原体引起的。普通感冒一般不会出现严重的并发症，也不会大规模地流行，而流感则容易引发严重的并发症，危及孩子的生命安全，是远比普通感冒严重得多的急性呼吸道传染病，需要特别重视和预防。

5 流感病毒不断变化，疫苗有用吗

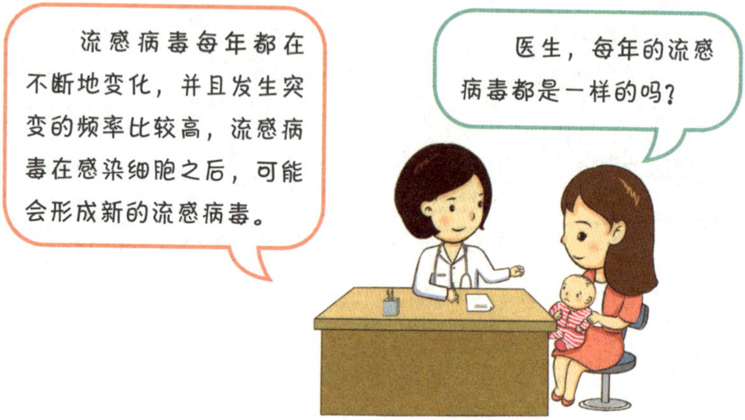
医生，每年的流感病毒都是一样的吗？
流感病毒每年都在不断地变化，并且发生突变的频率比较高，流感病毒在感染细胞之后，可能会形成新的流感病毒。

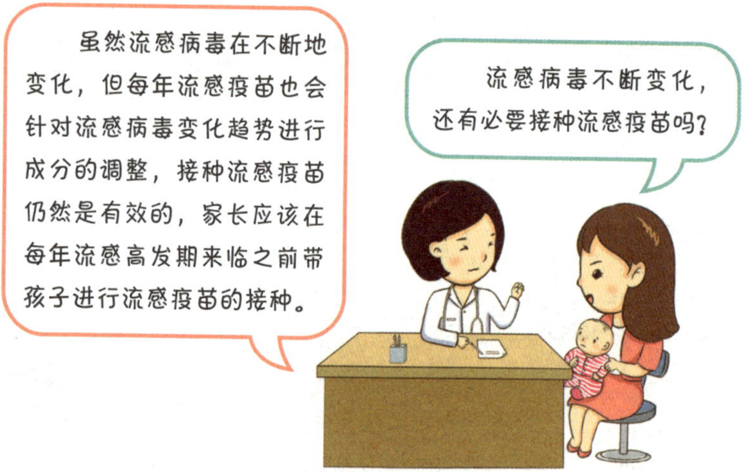
流感病毒不断变化，还有必要接种流感疫苗吗？
虽然流感病毒在不断地变化，但每年流感疫苗也会针对流感病毒变化趋势进行成分的调整，接种流感疫苗仍然是有效的，家长应该在每年流感高发期来临之前带孩子进行流感疫苗的接种。

每年的流感疫苗都是经过严格的预测和检验的，疾病防控机构和疫苗生产企业有成熟的体系来确保疫苗的更新，每年都会针对下一流感季节进行新流感疫苗的制备和验证，再进行批量生产。流感疫苗的有效期只有1年，接种单位会及时更换最新的流感疫苗。

6 流感疫苗适用于哪些人群

流感疫苗的适用人群

接种流感疫苗是预防和控制流感的有效方法，能够很好地避免人体感染和传播流感病毒。6月龄以上没有流感疫苗接种禁忌证的人群都适合接种流感疫苗，并且通过这种方式可有效地降低感染流感的可能性。

重点推荐接种流感疫苗的人群

重点推荐接种流感疫苗的人群是儿童、老年人、患有慢性疾病的成年人、医护工作人员、6月龄以下婴儿的家庭成员和看护人员、服务行业从业人员、旅游行业从业人员、托幼机构的工作人员等。特别是在人群聚集环境中工作的人员，例如养老院、老年护理中心、航空、铁路、公交车、商务旅游服务公司等。出租车司机、经常需要出差的人也是接种流感疫苗的重点推荐人群。

不适宜接种流感疫苗的人群

并不是所有人都适宜接种流感疫苗，有一些人不适宜接种流感疫苗。如果对流感疫苗中的某些成分过敏，那么就不适宜接种该疫苗。处于慢性疾病发作期的患者、发热患者、心肺功能不全的患者，需要等待病情稳定之后再进行流感疫苗的接种。

想要接种流感疫苗的健康人都可以进行流感疫苗的接种，尤其是重点推荐接种流感疫苗的人群，更应该主动每年按时进行流感疫苗的接种，这不仅是对自己负责，也是对身边的人负责。

7 为什么接种了流感疫苗还是会感冒

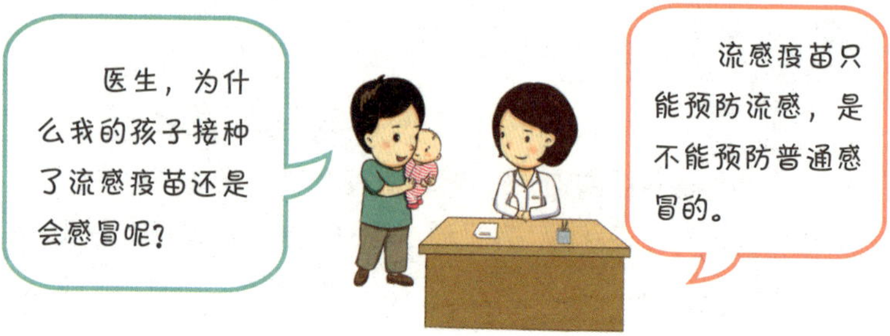
医生，为什么我的孩子接种了流感疫苗还是会感冒呢？
流感疫苗只能预防流感，是不能预防普通感冒的。

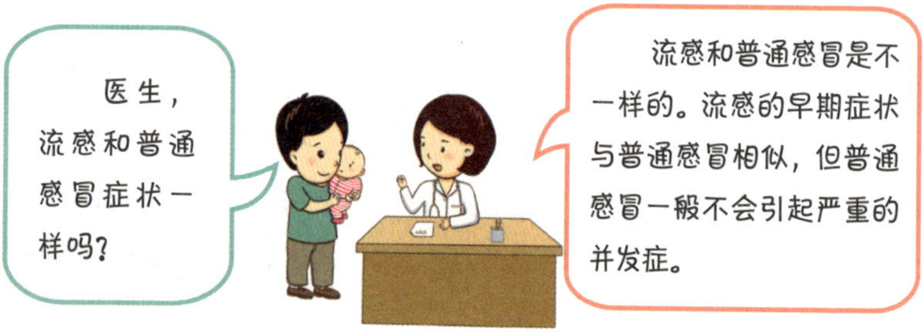
医生，流感和普通感冒症状一样吗？
流感和普通感冒是不一样的。流感的早期症状与普通感冒相似，但普通感冒一般不会引起严重的并发症。

预防感冒小贴士

◆保持良好的卫生习惯，勤洗手，不经常用手摸口、鼻。

◆远离感冒患者，不与别人共用杯子等用品。

◆少去人多的地方，远离人群密集的区域。

◆保持良好的生活和饮食习惯，多吃水果和蔬菜，注意休息，多喝水，多运动，提高自身免疫力。

8 流感疫苗什么时候接种最好

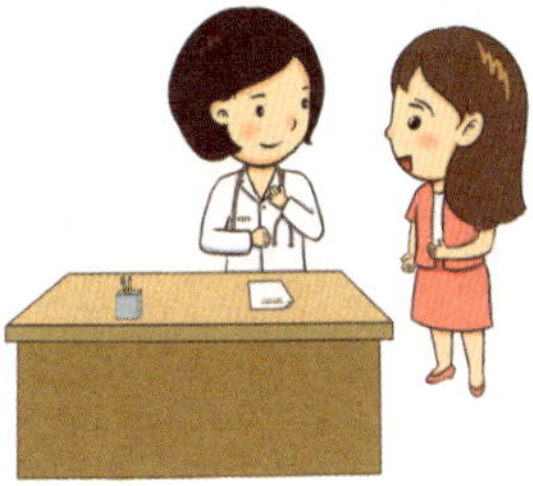

流感疫苗这么重要，什么时候接种最好呢？

流感疫苗的最佳接种时间是流感高峰期来临前的1～2个月。大部分流感都会在每年的11月到次年的2月期间流行，因此，在每年的10月底之前完成接种，才能让流感疫苗具有更好的保护效果。

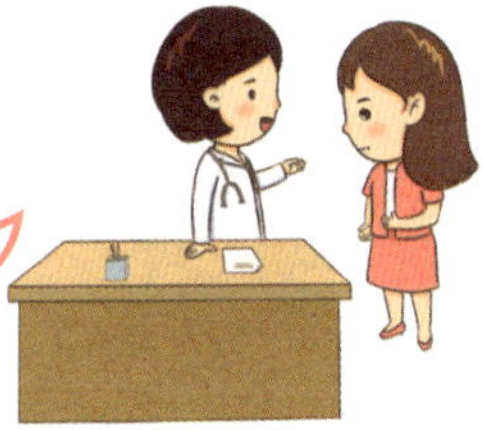

接种流感疫苗小贴士

◆6月龄至3岁的婴幼儿接种流感疫苗最好提前一些，并且需要使用儿童专用的流感疫苗。

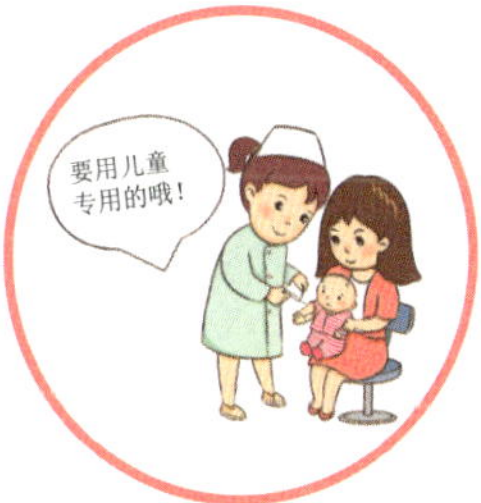
要用儿童专用的哦！

◆婴幼儿首次接种流感疫苗需要接种2次才能获得更好的免疫效果，2次接种还需要间隔4周及以上的时间，家长要注意提前计划。

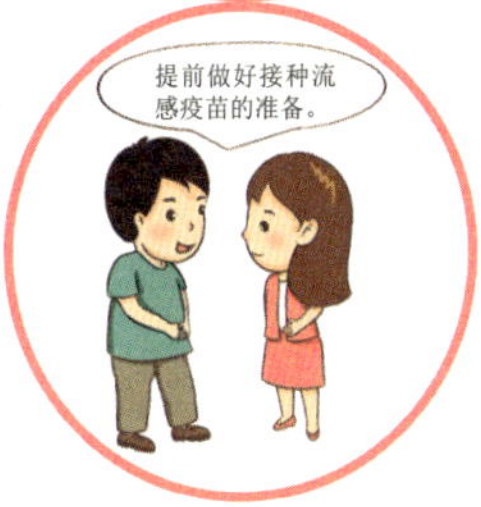
提前做好接种流感疫苗的准备。

◆处于不同的地区，流感高峰期的来临会有一定的差异，因此，在接种时间上需要根据特定地区的气候和季节进行选择。

6月龄以下的孩子不能接种流感疫苗，那我能不能自己接种，通过哺乳把抗体传递给宝宝？

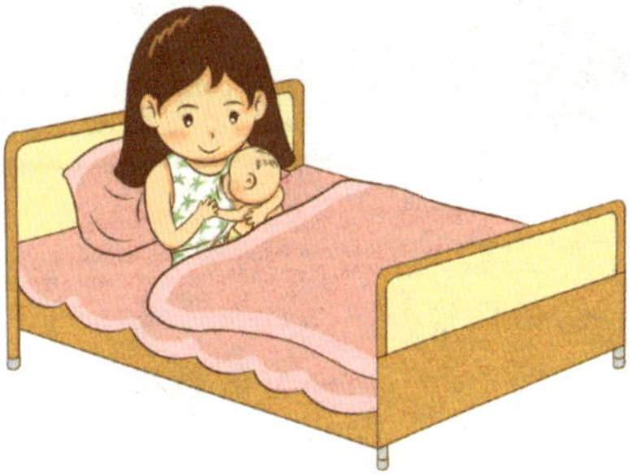

通过哺乳并不能将流感疫苗的有效抗体传递给宝宝。不过妈妈可以通过自身接种流感疫苗产生抗体有效地预防流感，降低宝宝感染流感的可能性。

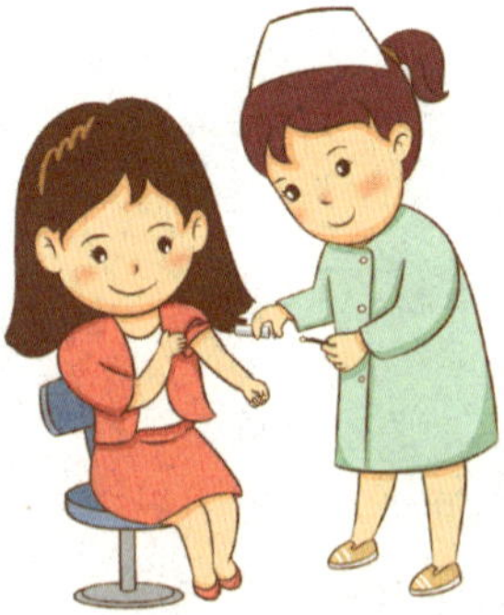

9 哺乳期妈妈和儿童能否接种流感疫苗

流感疫苗可以有效地预防流感，适用于6月龄以上任何可能感染流感的健康人，流感疫苗的接种是预防和控制流感的主要措施，能够降低接种者感染流感的概率或者减轻接种者感染流感后的症状。

适宜接种流感疫苗的儿童类型

不仅哺乳期妈妈可以进行流感疫苗的接种，6月龄以上的早产儿，免疫能力差、哮喘、反复呼吸道感染的儿童，出生体重极低的儿童均适宜接种流感疫苗，这类儿童抵抗力和体质较差，接种流感疫苗可以很好地预防流感。尤其是抵抗力差、免疫系统还不够完善的孩子，抵御流感的能力更加薄弱，因此，需要进行流感疫苗的接种，不要错过每年的接种时间，防止孩子受到流感病毒的侵袭。

值得注意的是，接种了流感疫苗并不是百分之百不会得流感，但可以有效地减轻流感的症状，减少流感并发症的发生。接种了流感疫苗不能预防普通感冒，流感疫苗只能对流感病毒有预防作用，因此，家长还应增强孩子的体质和抵抗力，降低孩子感冒的发生率。

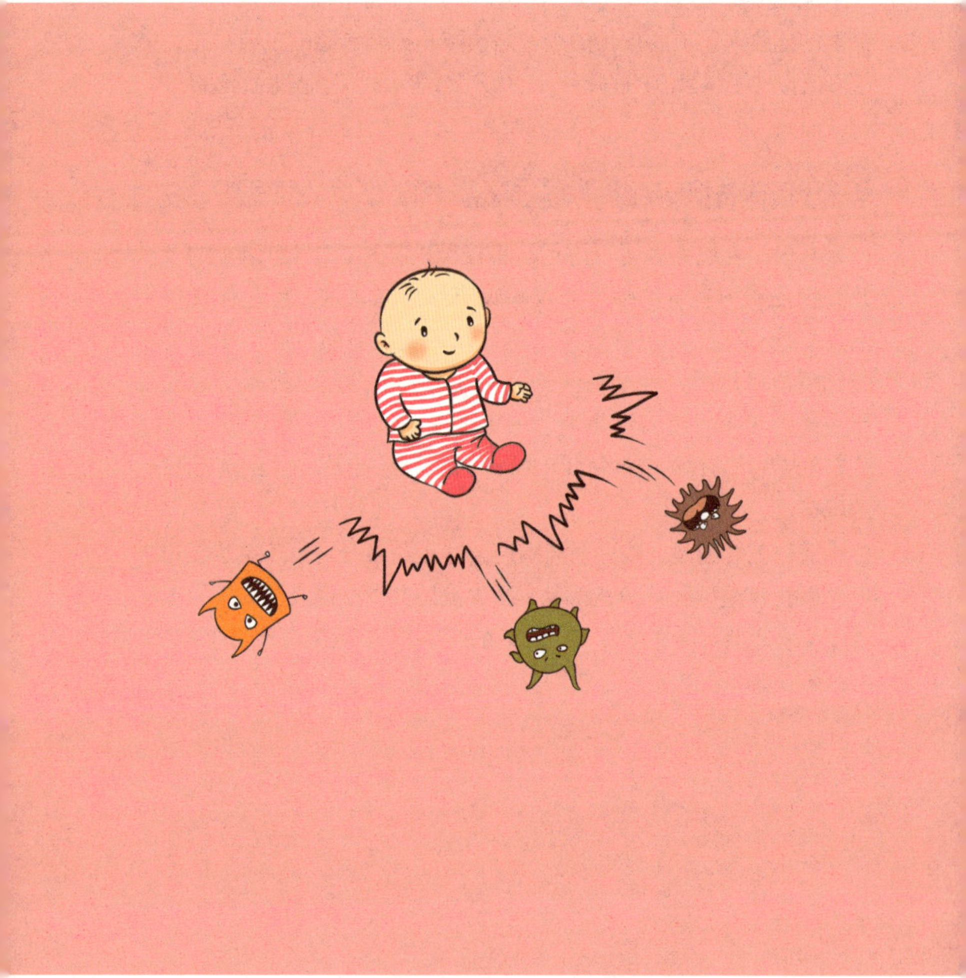

第5章

小儿接种乙肝疫苗的常见问题

接种乙肝疫苗后，可以长期预防乙肝病毒感染，对乙肝可能起到有效预防的作用。在我国，所有婴儿都要接种乙肝疫苗,广大家长了解小儿接种乙肝疫苗的常见问题势在必行。

1 接种完乙肝疫苗后没有产生抗体，是疫苗失效了吗

有些人在接种完3针乙肝疫苗后，体内并没有产生抗体，是不是因为疫苗失效了呢？其实接种完3针乙肝疫苗后，体内没有产生抗体的原因很多，并不一定就是疫苗失效了。

接种完乙肝疫苗后没有产生抗体的原因

接种完乙肝疫苗后没有产生抗体，这与不同个体的机体免疫状况有关，不同的个体其机体免疫状况各不相同，对免疫的反应也各不相同。

年龄越大对免疫的反应越差，产生抗体的能力也就越差。性别不同对乙肝疫苗的反应也不同，女性普遍比男性对乙肝疫苗的反应要好，抗体的产生程度也要好于男性。

艾滋病、肿瘤患者，应用激素、免疫抑制剂和血液透析的患者由于个人的身体健康原因，会影响乙肝疫苗的免疫反应。接种者所使用的乙肝疫苗的纯度不高，也会影响抗体的产生。如果接种者没有按照乙肝疫苗的接种程序采用正确的方法和剂量进行接种，对抗体的产生均有不同程度的影响。

因此，接种完乙肝疫苗之后没有产生抗体，并不一定就是疫苗失效了，还有可能是其他很多原因引起的，需要进行判断才能确定。接种完乙肝疫苗之后没有产生抗体也不必慌张，可以及时进行补种，尽快让人体具备对抗乙肝病毒的能力。

乙肝疫苗免疫反应的影响因素

◆年龄越小，越容易产生抗体。

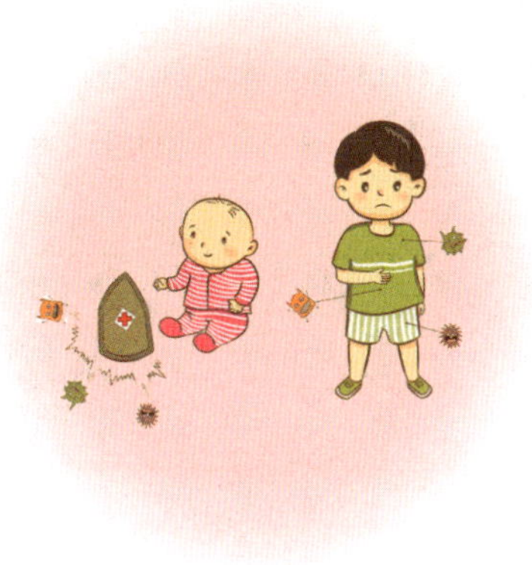

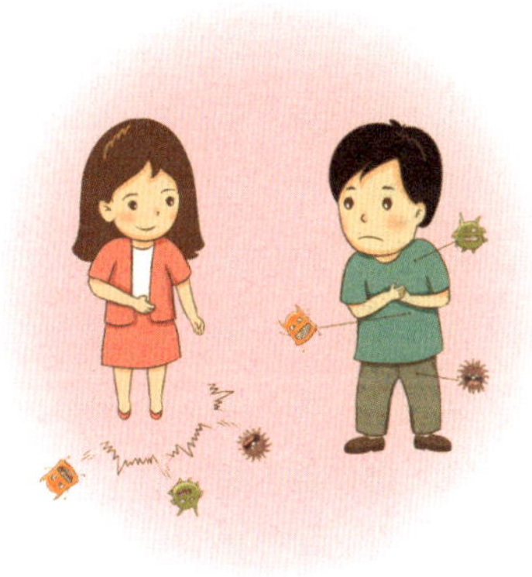

◆女性比男性更容易产生抗体。

◆慢性疾病、免疫功能低下、肿瘤等会影响疫苗的免疫应答。此外，吸烟、肥胖可降低疫苗的免疫效果。

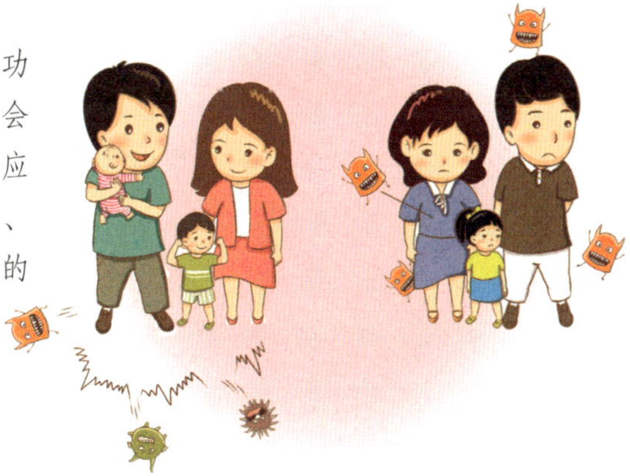

2 接种完3针乙肝疫苗后是否需要检测抗体

接种完3针乙肝疫苗后是否需要进行抗体的检测呢？一般来说，按照正常的接种时间和接种程序接种完3针乙肝疫苗后，体内就会产生抗体，如果对此不放心，可以进行乙肝疫苗抗体检测。

检测乙肝抗体的方法

检测乙肝抗体一般采用的是乙肝两对半检测，这种检测方法可以清楚且直观地知道自己体内是否有抗体。如果有抗体就意味着乙肝疫苗的接种是成功的，人体已经有了对乙肝的抵抗能力；如果没有抗体则说明接种失败，有可能是疫苗的原因，也有可能是自身的原因，需要进行分析找出原因，再根据具体情况进行补种。

乙肝抗体检测是否必要

接种完乙型肝炎疫苗后有抗体应答者的保护效果一般至少可持续12年，因此，一般人群不需要进行表面抗体检测或加强免疫。但对有乙肝病毒暴露风险的高危人群可进行表面抗体的检测，如果表面抗体<10毫国际单位/毫升（mIU/mL），可给予加强免疫。

乙肝抗体的检查程序

检测乙肝抗体通常是进行乙肝五项的检查，这个检查不需要空腹进行。传统的乙肝五项检查仅能进行简单的定性分析，即使查出乙肝抗体阳性，但也无法确认乙肝抗体滴度的数值，不方便人们决定是否要注射乙肝疫苗加强针或再次复种乙肝疫苗，所以临床又通过乙肝两对半定量检查对乙肝抗体滴度进行数值划分。常见指标参考值是10mIU/mL以上，只要检测者体内的抗体数值达到10mIU/mL以上，就无须再次注射乙肝疫苗。

3 如何检测乙肝抗体

一般情况下，在完成乙肝疫苗的接种之后，人体内就会产生乙肝抗体，那么如何知道自己体内是否产生了乙肝抗体呢？可以通过乙肝抗体检测来确定。

什么是乙肝抗体检测

乙肝最常见的抗体有表面抗体、e抗体和核心抗体3种，其中e抗体滴度高表明乙肝患者的传染性降低，病毒复制降低或缓解。核心抗体是既往感染或乙肝病毒感染恢复期的标志。真正起保护作用的是表面抗体，表面抗体可通过感染乙肝病毒、机体排除乙肝病毒后产生，或者通过接种乙肝疫苗产生。血清中乙肝表面抗体滴度越高，保护力越强。乙肝抗体检测就是检测人体内是否存在这3种乙肝抗体，如果没有检测到乙肝表面抗体，那说明机体对乙肝病毒的免疫力较弱，需要及时进行乙肝疫苗的接种。

乙肝抗体的检测方法

要想判断人体是否对乙肝病毒有免疫能力，需要对乙肝表面抗体进行检测，如果乙肝表面抗体呈阳性，表示对乙肝病毒具有免疫保护能力。乙肝e抗原和乙肝e抗体可作为乙肝病毒传染性强弱的初步判断依据。乙肝e抗原阳性说明传染性强；乙肝e抗体阳性说明传染性弱，但并不能断定为没有传染性。

总之，乙肝抗体的检测是通过乙肝五项检测来判断的，检测时只需要按照医生的要求进行采血和化验即可，再根据检测报告的数据进行分析，即可得知乙肝抗体的情况。

4 如何读懂乙肝两对半检测报告

乙肝两对半检测的简单分析方法如下。

（1）乙肝表面抗原阳性：表示机体被乙肝病毒感染，但不能确定是乙肝患者还是乙肝病毒携带者。

（2）乙肝大三阳：乙肝表面抗原、e抗原及核心抗体均为阳性，这种情况说明病毒在活跃地复制，血液中的乙肝病毒载量高，传染性比较大。

（3）乙肝小三阳：乙肝表面抗原、e抗体及核心抗体均为阳性。这种情况一般提示病毒复制降低，传染性相对于大三阳也有所减弱，是否进行抗病毒治疗需要由医生根据患者实际情况判断。

（4）乙肝五项全阴：正常结果，没有感染过乙肝，身体也没有抗体，建议注射乙肝疫苗。

（5）乙肝表面抗体、乙肝核心抗体为阳性，其余为阴性：这种情况非常常见，它表示感染过乙肝病毒，但被免疫系统彻底清除了，不传染，也不影响身体，属正常情况。

（6）乙肝表面抗体为阳性，其余全为阴性：注射过乙肝疫苗并产生了抗体的人检测乙肝两对半基本都为这种情况，它表示人体内具有针对乙肝病毒感染的保护性抗体，对乙肝病毒具备抵抗力。

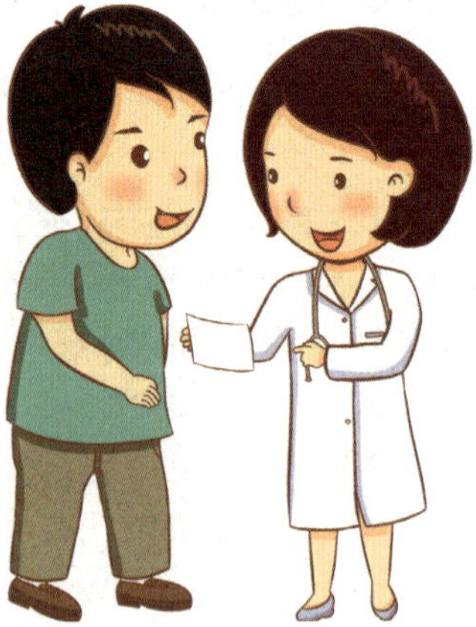

5 第 2 针（或第 3 针）疫苗推迟或提前接种是否有影响

医生，我的孩子已经接种了第1针乙肝疫苗，但在接种第2针的时候因为其他原因耽误了接种时间，疫苗接种推迟会不会产生不良影响呢？

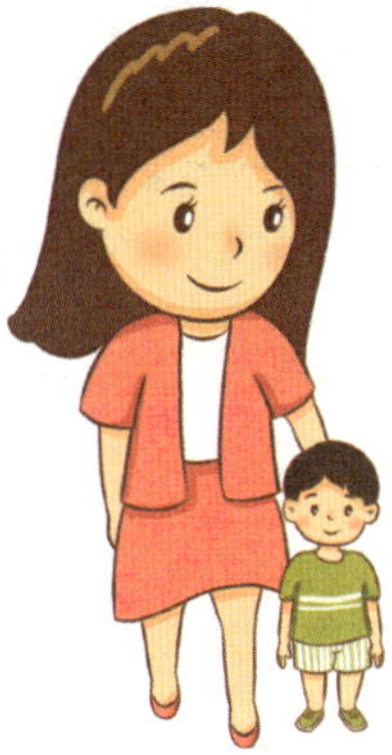

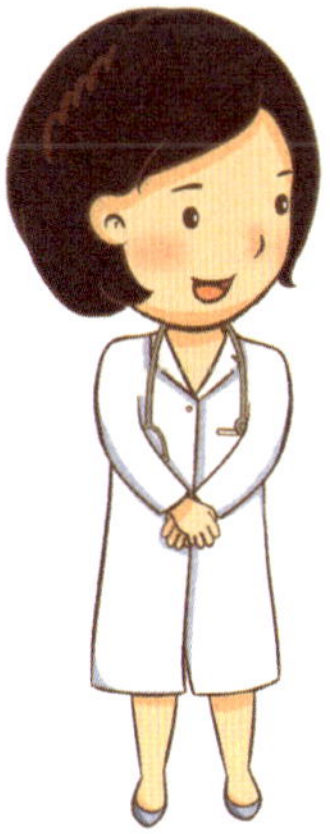

不会。但由于接种时间的延迟，产生保护性抗体的时间也会推迟，不利于尽早对乙肝病毒产生抵抗力。

如果实在不能按照程序和时间进行预防接种，可以提前接种吗？

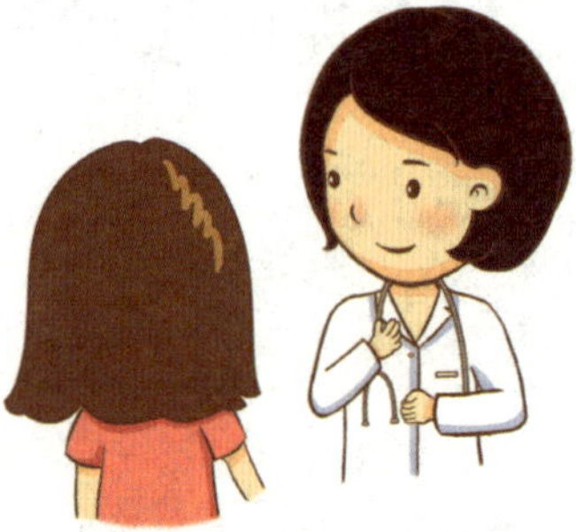

如果提前接种，疫苗产生抗体的水平可能就会受到影响，不利于孩子产生高浓度的乙肝保护性抗体。

家长应该尽可能按照乙肝疫苗的接种程序按时带孩子进行接种，避免浪费了时间和精力，孩子却没有得到很好的乙肝免疫效果。

6 第 1 针接种进口乙肝疫苗，后 2 针能否换成国产疫苗

有的家长第1针让孩子接种的是进口的乙肝疫苗，但是由于一些客观原因，后2针无法再进行进口疫苗的接种，那么能不能换成国产乙肝疫苗呢？其实进口和国产疫苗除了价格上的差别外，成分上并没有太大的差别。

价格相差 1 倍多

进口乙肝疫苗和国产乙肝疫苗相比，进口乙肝疫苗的价格要比国产乙肝疫苗的价格高1倍多，那么是不是进口乙肝疫苗就比国产乙肝疫苗好呢？其实不然，进口的和国产的乙肝疫苗所含的成分都是相同的，之所以价格相差这么大主要是由于进口的途径和成本的因素造成的。

效果并无差别

进口的和国产的乙肝疫苗在效果上并无明显差别，都是预防乙肝的有效方法。很多人对国产乙肝疫苗不信任，认为进口乙肝疫苗更好，但其实两者都有良好效果。人们在注射乙肝疫苗时可以根据自己的经济条件自行选择，两者都能很好地预防乙肝病毒的感染。

两者是否能混用

国产乙肝疫苗和进口乙肝疫苗在成分上并无差别，如果第1针接种的是进口乙肝疫苗，后2针无法进行进口乙肝疫苗的接种，也可以改为接种国产乙肝疫苗，不会对人体产生不良影响。后2针用国产乙肝疫苗代替进口乙肝疫苗时要注意使用相同的剂量，以保证同一接种程序，并按时接种。

7 接种3针乙肝疫苗后没有产生抗体怎么办

一般接种完3针乙肝疫苗之后如果没有抗体，可以采用以下几种对策。

（1）增加接种疫苗的次数

接种完3针乙肝疫苗后如果没有产生抗体，有可能是因为有的人对免疫的反应比较迟缓，产生抗体也比较慢，那么可以在原来3针的基础上再加强1～3针。

（2）考虑重新接种

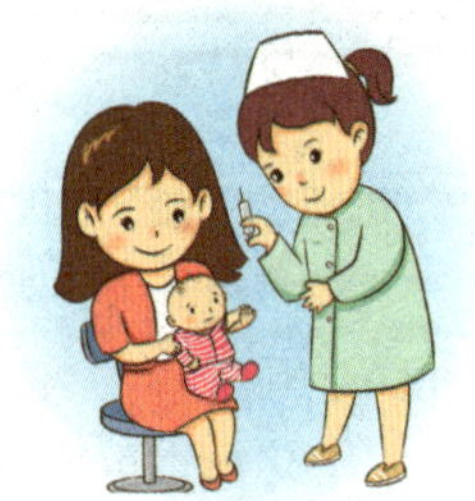

如果接种完乙肝疫苗3针后没有产生抗体，可以考虑重新进行接种，让机体重新产生抗体，这种方法对任何人都适用。

（3）更换疫苗的种类

接种完乙肝疫苗后发现没有产生抗体，可能是由于自己的身体不适合此次接种的这种类型的乙肝疫苗，可以换1种乙肝疫苗的类型来增强身体对乙肝疫苗的反应。

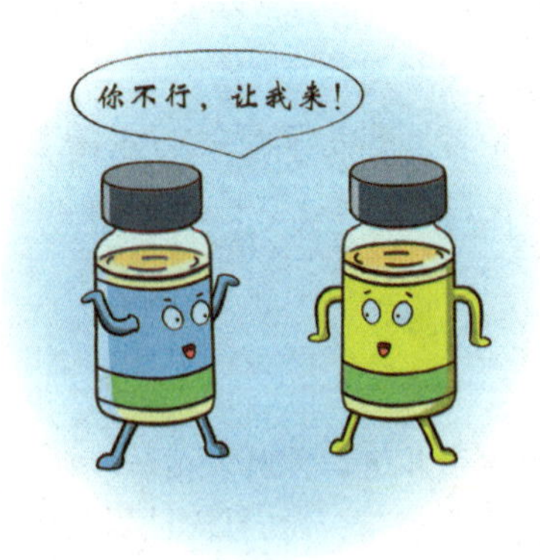

8 接种乙肝疫苗前后能否使用抗生素

有的人在接种了乙肝疫苗之后生病了，服用了抗生素，这对乙肝抗体的产生有什么影响呢？会不会影响乙肝疫苗的效果呢？还有的人刚服用了抗生素，那么是否还能接种乙肝疫苗呢？这些都是人们比较困惑的问题。

抗生素对乙肝疫苗没有影响

接种乙肝疫苗前后使用抗生素对乙肝抗体的产生是没有影响的，因为抗生素主要针对的是细菌类，不会对病毒有什么影响，而乙肝疫苗不是细菌，不会被抗生素杀死。

现在的乙肝疫苗大多采用的是基因工程获得的疫苗，这类乙肝疫苗不是完整的乙肝病毒，只是乙肝病毒的表面抗原，是没有生物活性的，只有免疫原性，因此，更加不会受抗生素的影响，大家在接种乙肝疫苗前后可以在医生的指导下放心地使用抗生素。

使用抗生素期间接种疫苗的注意事项

虽然抗生素本身对于疫苗起作用没有直接影响，但是既然正在使用抗生素，那么孩子的身体很可能正处于一个疾病的发作期，身体功能还不正常，在这种状态下，接种疫苗的效果可能会受到影响。另外，疾病状态也可能会跟接种疫苗后的反应混淆，因此，建议在疾病恢复后再接种疫苗。

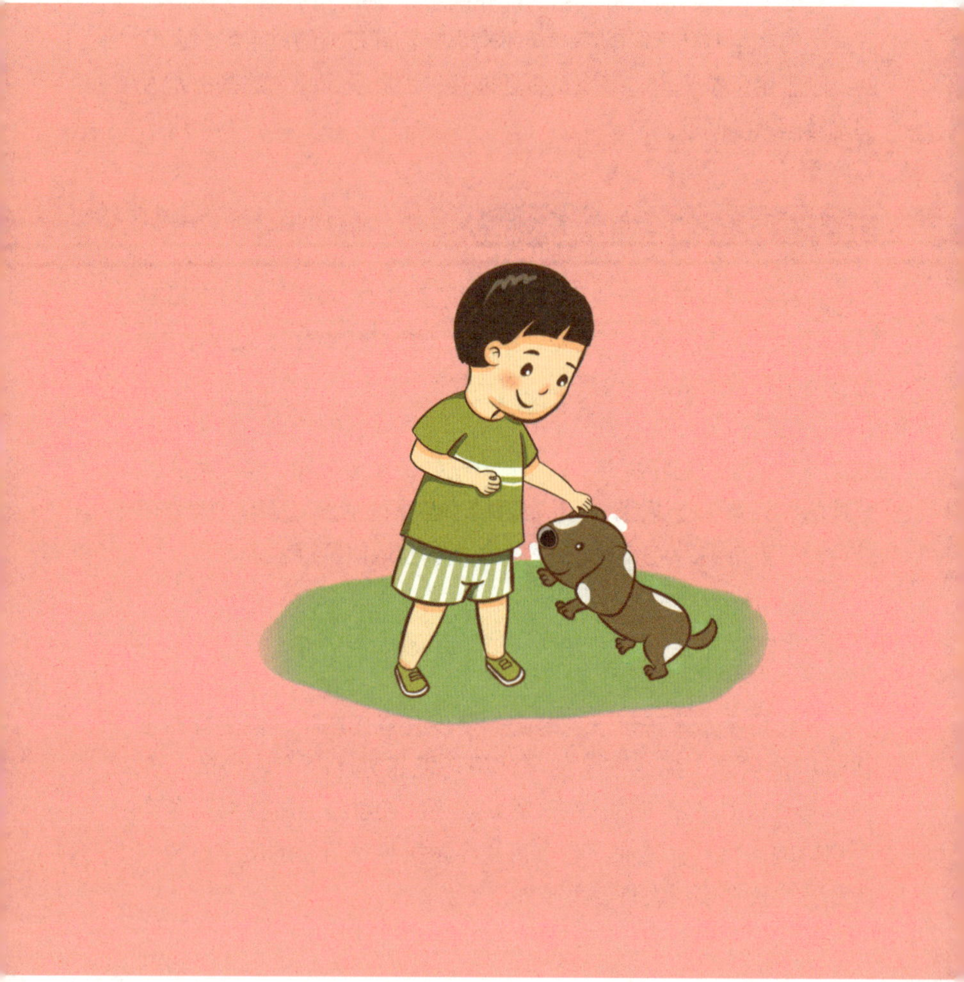

第6章

小儿接种狂犬病疫苗的常见问题

现在越来越多的家庭饲养宠物，孩子们和宠物交朋友，对孩子们的健康发展有很好的促进作用。但是饲养宠物不可避免地会带来一些隐患，如果孩子们在和宠物玩耍的过程中被抓伤或咬伤，就需要接种狂犬病疫苗。

1 怎么检测狂犬病抗体

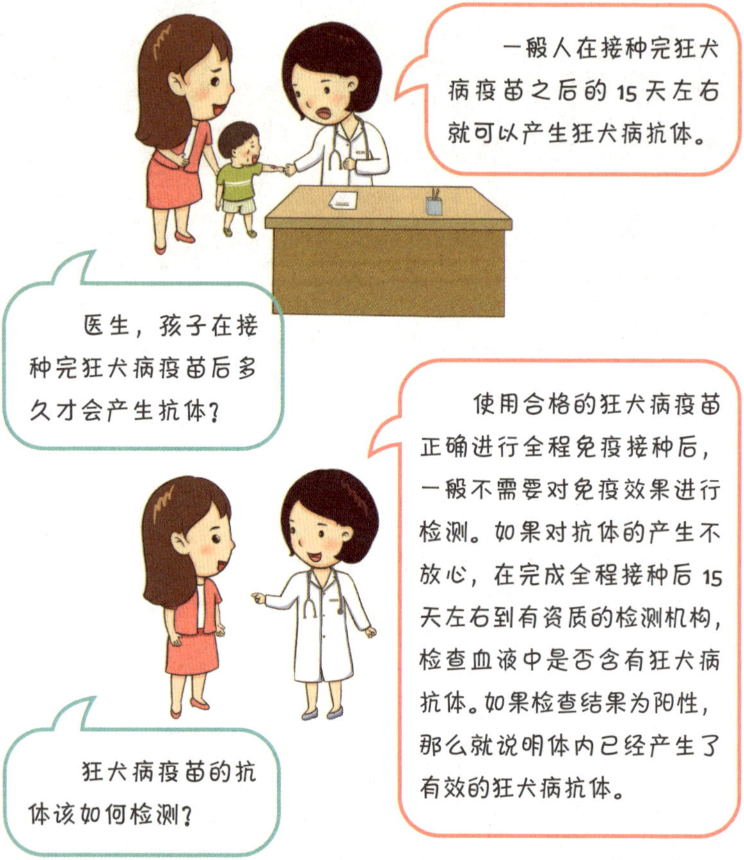
医生，孩子在接种完狂犬病疫苗后多久才会产生抗体？
一般人在接种完狂犬病疫苗之后的15天左右就可以产生狂犬病抗体。
狂犬病疫苗的抗体该如何检测？
使用合格的狂犬病疫苗正确进行全程免疫接种后，一般不需要对免疫效果进行检测。如果对抗体的产生不放心，在完成全程接种后15天左右到有资质的检测机构，检查血液中是否含有狂犬病抗体。如果检查结果为阳性，那么就说明体内已经产生了有效的狂犬病抗体。

接种疫苗后未产生狂犬病抗体怎么办

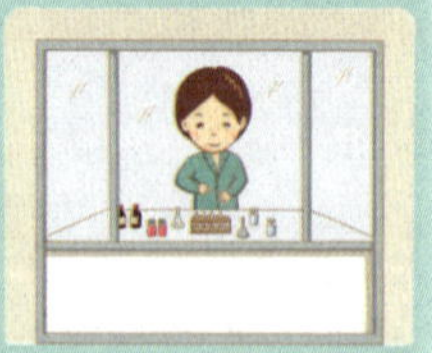

如果在接种完狂犬病疫苗后15天左右进行狂犬病抗体的检测，结果显示为阴性，说明体内没有产生抗体，可以加强注射1～2针狂犬病疫苗，再进行抗体检测。

2 狂犬病暴露后如何接种狂犬病疫苗

狂犬病疫苗原则上是越早接种效果越好，即便超过 24 小时，只要人还没有发病，就可以继续接种狂犬病疫苗，争取在发病前让疫苗起到保护作用。

对已经暴露几天甚至几个月而因种种原因一直未接种狂犬病疫苗的人，只要能得到疫苗，也应该像刚刚暴露一样尽早接种，争取抢在发病之前让疫苗起作用。

狂犬病疫苗的 2 种接种程序

第 1 种接种程序需要注射 5 针，分别为咬伤当天（第 0 天）、第 3 天、第 7 天、第 14 天和第 28 天各注射 1 针狂犬病疫苗。

第 2 种接种程序需要接种 4 针，分 3 次接种完成，分别是咬伤当天（第 0 天）接种 2 针，第 7 天接种 1 针，第 21 天接种 1 针。当天接种 2 针时可以选择在左、右上臂肌肉处分别接种 1 针，以便达到更好的接种效果。

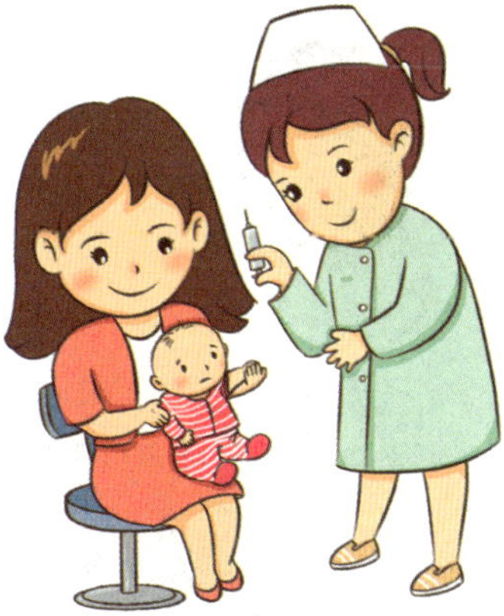

狂犬病暴露的级别及处理方式

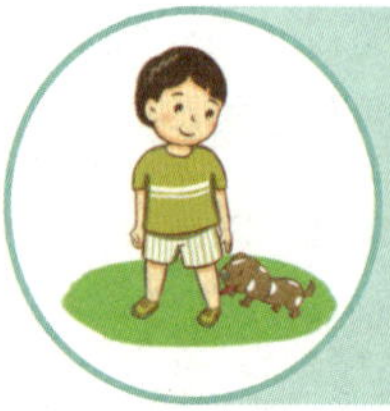

◆接触或者喂养动物，或者完好的皮肤被舔为Ⅰ级。判定为Ⅰ级暴露者，无须进行处置。

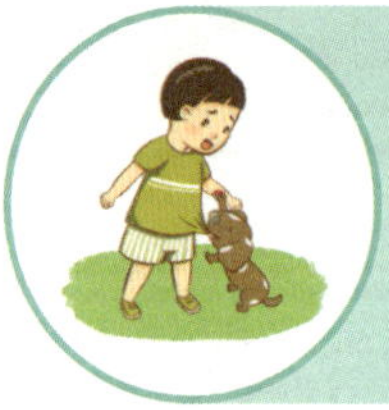

◆裸露的皮肤被轻咬，或者无出血的轻微抓伤、擦伤为Ⅱ级。应立即处理伤口，并接种狂犬病疫苗。免疫功能低下或伤口位于头面部且致伤动物不能确定健康时，按照Ⅲ级暴露处置。

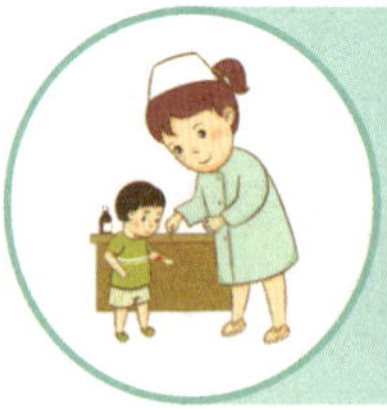

◆单处或者多处贯穿性皮肤咬伤或者抓伤，或者破损皮肤被舔，或者开放性伤口、黏膜被动物体液污染为Ⅲ级。应立即处理伤口，并注射狂犬病被动免疫制剂。

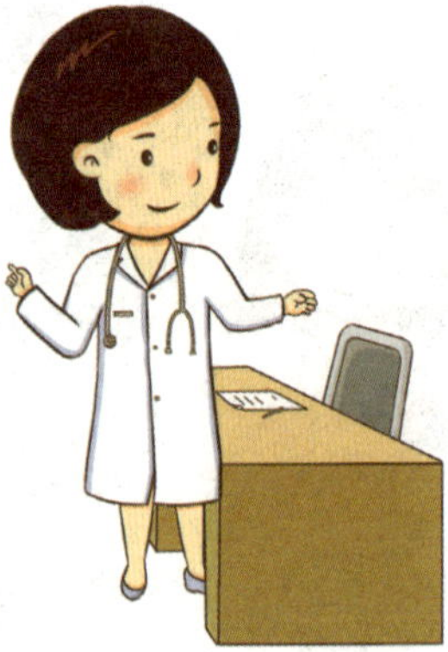

3 被动物咬伤 24 小时后接种疫苗还有用吗

对于家中有宠物的人来说，被宠物抓伤或者咬伤是非常平常的事情，很多人对此并不重视，但如果被宠物抓伤或咬伤而感染了狂犬病，那么将会是十分危险的。狂犬病是百分之百致死的疾病，所以在被宠物抓伤或咬伤之后要及时进行狂犬病疫苗的接种，让人体免受狂犬病的危害。

被动物咬伤多长时间内接种疫苗有效

人们普遍都有被动物咬伤需要尽快接种狂犬病疫苗的意识，但是究竟被动物咬伤多长时间内注射疫苗有效呢？是否咬伤 24 小时之后接种疫苗就无效了呢？其实进行狂犬病疫苗的接种只是在与狂犬病的潜伏期做时间竞争，只要狂犬病没有发作，进行疫苗接种都是有效的，因此，如果由于一些原因不能及时接种狂犬病疫苗，那么尽快接种是有效的。狂犬病的潜伏期不同，有的可能是几个月，也有的可能是几年，由于这种不确定性，所以还是尽早接种为好，不存在 24 小时之后接种就无效的这种说法。

预防狂犬病并非只需要接种疫苗

很多人认为，预防狂犬病只接种狂犬病疫苗即可，事实并非如此，由于只有被带有狂犬病病毒的动物咬伤之后，人才会得狂犬病，但事实上在 80%的案例中，咬伤人的动物本身并不携带狂犬病毒，但由于不好区分，所以人们还是会谨慎地选择进行狂犬病疫苗的接种。除了进行狂犬病疫苗的接种之外，被动物咬伤之后，还应当及时对伤口进行处理，马上用大量的清水或者肥皂水清洗伤口 15 分钟以上，然后根据伤口情况选择注射狂犬病免疫球蛋白或者血清，以便让人体能够更快地获得狂犬病的抗体。

4 被动物咬伤后一定会得狂犬病吗

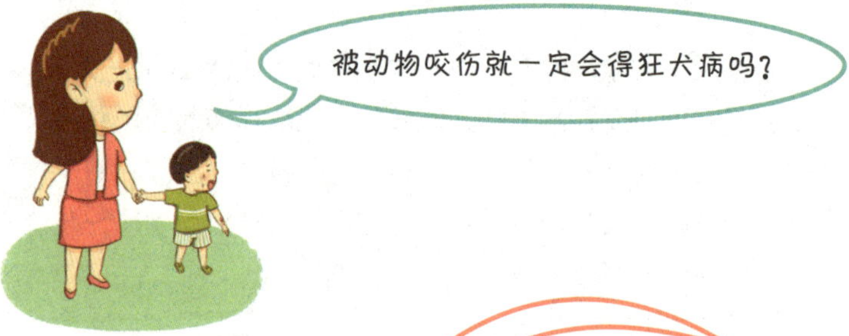

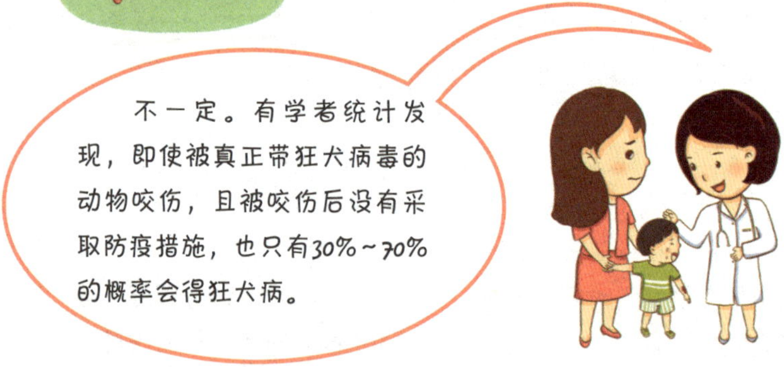

影响狂犬病发病的因素

- ◆如果咬伤人的动物处于发病早期，其唾液中携带的狂犬病毒非常少，有可能不会导致人患狂犬病。
- ◆咬伤的伤口是否严重也是影响狂犬病是否发病的因素，如果咬伤的伤口很小且很浅，那么发病的可能性也就小。
- ◆多处被咬伤会比单一部位被咬伤更容易发病，并且潜伏期会短。
- ◆被咬伤之后，伤口得到了正确且及时的处理，可以大大降低发病的概率。
- ◆轻微的狂犬病暴露、通过黏膜或皮肤接触等感染，狂犬病发病的概率比较低。
- ◆咬伤部位在头部、面部、颈部等靠近中枢神经系统的部位，狂犬病的发病率较高。
- ◆被咬伤的人本身的抵抗力较差容易发病。

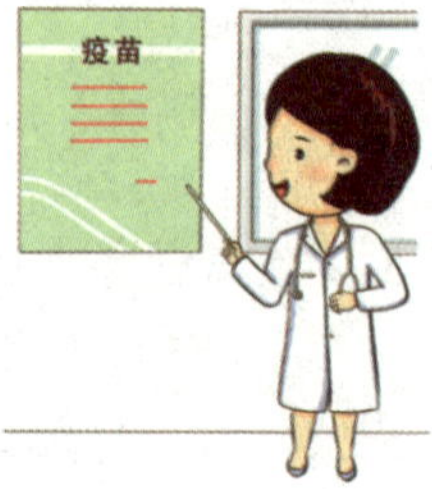

5 接种狂犬病疫苗后一定不会得狂犬病吗

接种狂犬病疫苗后就一定不会发病吗？答案是否定的。现实生活中接种完狂犬病疫苗后仍然发病身亡的案例也是有的。

完成接种狂犬病疫苗后仍然会发病的原因

伤口处理不当

在被动物咬伤后必须第一时间对伤口进行处理，可以用流动水和肥皂水交替反复冲洗 15 分钟以上，对狂犬病毒进行初步防控。

没有进行狂犬病毒免疫球蛋白的接种

如果患者被动物咬伤的情况严重，出现皮肤渗血、流血，尤其伤口在头部、面部、颈部等离中枢神经较近的部位，除了要进行狂犬病疫苗的接种之外，还应进行狂犬病毒免疫球蛋白的接种。

未按照程序接种或接种了失效的疫苗

没有严格地按照狂犬病的免疫程序和间隔时间进行接种，会导致狂犬病抗体产生的时间延迟或者不能产生抗体，那么就有可能感染狂犬病毒。如果狂犬病疫苗没有按照规定的温度进行保存或者运输，则会导致狂犬病疫苗失效。另外，如果不在正规的动物致伤处置门诊进行接种，也有可能接种了失效的狂犬病疫苗。

被动物咬伤后如何有效预防狂犬病

被动物咬伤后如何有效预防狂犬病？首先，在接种狂犬病疫苗之前要对伤口进行正确且及时的处理，第一时间有效地阻挡大部分狂犬病毒进入体内；其次，需要及时到动物致伤处置门诊，根据伤口的暴露程度判断是否需要进行被动免疫；再次，在进行了被动免疫之后，及时地按照接种程序进行狂犬病疫苗接种。

6 去哪里接种狂犬病疫苗

接种狂犬病疫苗应该到国家许可的有医疗资质的疫苗接种部门，一般都设置在动物致伤处置门诊，可到当地疾病预防控制中心网站查找门诊列表，也可拨打当地疾病预防控制中心电话或者公共卫生热线进行查询。不要到没有合法医疗资质的个体医生或私家药店接种或购买狂犬病疫苗。

我国免疫规划相关机构

- ◆卫生行政部门：负责预防接种的监督管理机构。
- ◆疾病预防控制中心：负责预防接种工作的组织实施和技术指导机构。
- ◆预防接种门诊：负责预防接种工作的具体实施机构。

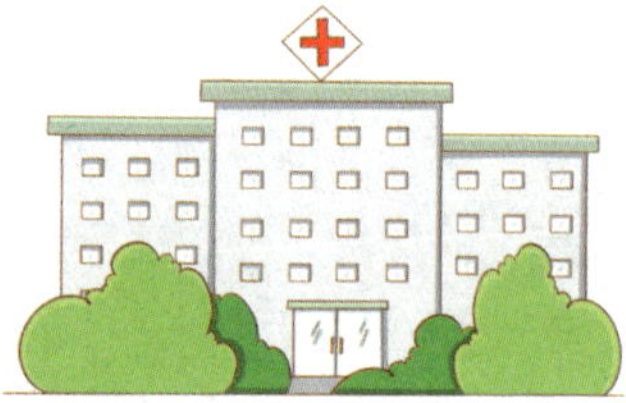

如何查询预防接种的相关信息

- ◆搜索“中国疾病预防控制中心”网站或者当地“疾病预防控制中心”网站进行查询。
- ◆前往或者致电当地疾病预防控制中心或者预防接种门诊。
- ◆拨打公共卫生热线“12320”进行咨询。

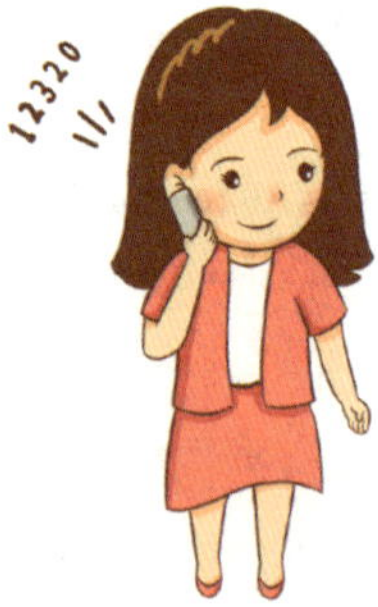

7 什么时候使用被动免疫制剂

在被狗或者疑似携带狂犬病毒的动物咬伤之后，有的情况需要使用被动免疫制剂，有的情况则不需要使用被动免疫制剂。被动免疫制剂的使用需要根据咬伤的部位和严重程度来决定。

什么是狂犬病被动免疫制剂

狂犬病被动免疫制剂是指采用人工的方法直接输入狂犬病的免疫物质，例如狂犬病的血清及免疫球蛋白等，让人体能够迅速获得免疫力，对抗体内的狂犬病毒。

狂犬病被动免疫制剂的免疫效力快，维持时间短，一般只用来治疗和在特殊情况下的禁忌预防，适用于较为严重的狂犬咬伤，狂犬病被动免疫制剂中的抗体不是自己产生的，而是从外界获取的，因此，只能在短时间内起作用。

狂犬病被动免疫制剂的使用情况

首次狂犬病毒Ⅲ级暴露者，以及患有严重免疫缺陷、长期大量使用免疫抑制剂、头面部暴露的Ⅱ级暴露者，均需要使用狂犬病被动免疫制剂。

如果需要使用狂犬病被动免疫制剂，越早使用效果越好。一般在伤口清理完毕之后，就需要立刻使用狂犬病被动免疫制剂。如果在清理完伤口后没有来得及使用被动免疫制剂，那么在接种狂犬病疫苗第 1 针后的 7 天内都可以使用，但是 7 天之后狂犬病疫苗的免疫反应就已经开始出现，这时就不再适合使用狂犬病被动免疫制剂了。既往曾全程接种过狂犬病疫苗的人群，无需使用狂犬病被动名抑制剂。

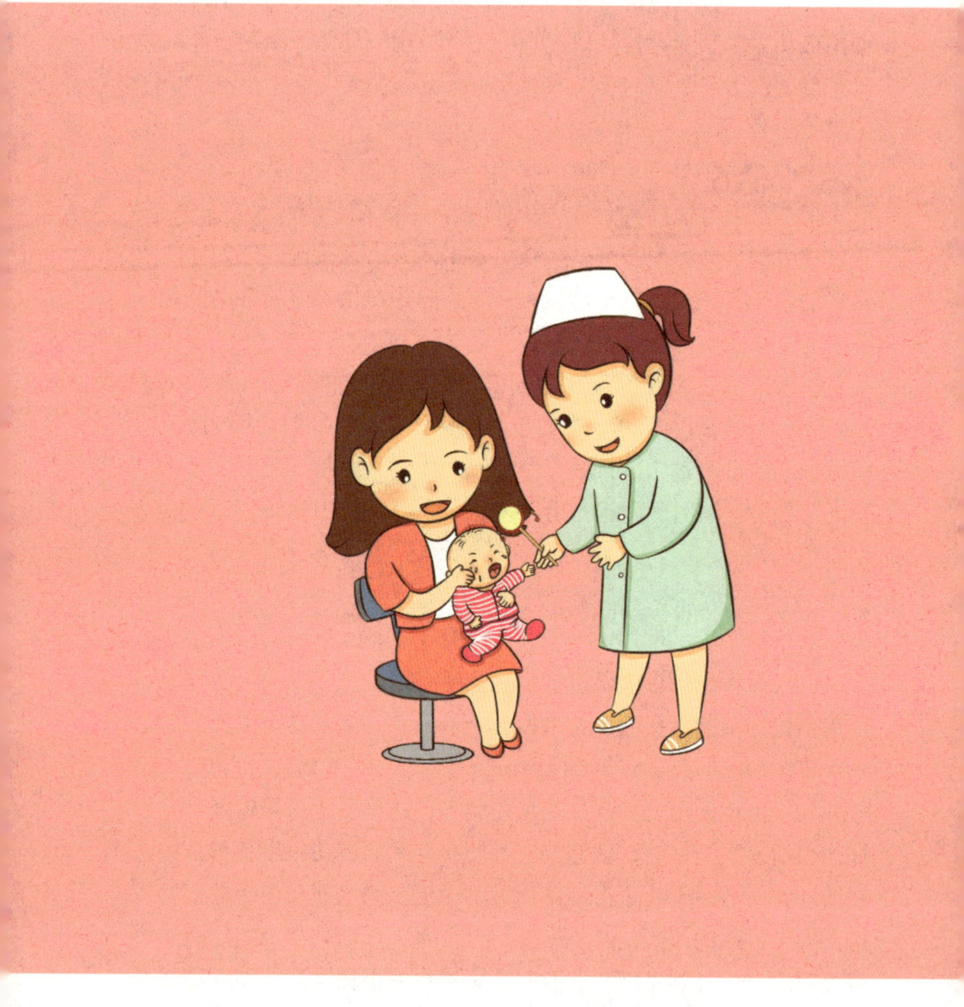

第7章

儿童疫苗接种过程中的其他常见问题

疫苗接种后，在诱导人体免疫系统产生对特定疾病保护力的同时，由于疫苗本身的生物学特性，以及受种者个体之间的差异,有少数受种者在接种后可能发生不良反应。

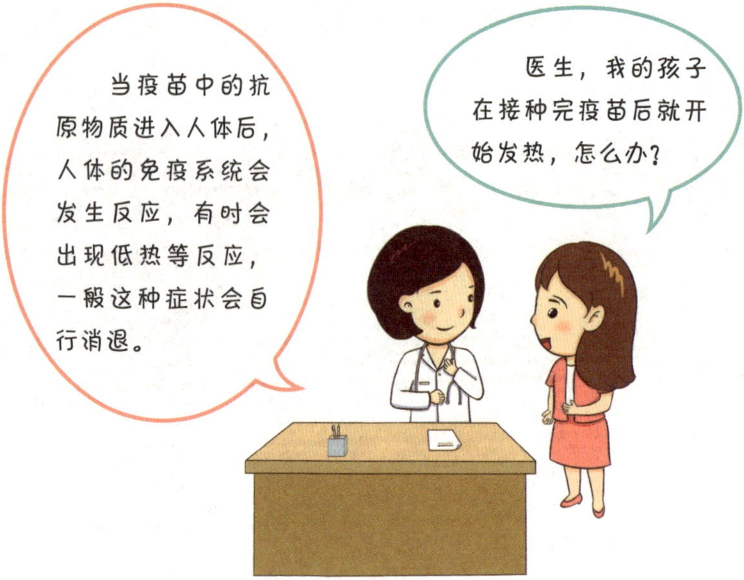
医生，我的孩子在接种完疫苗后就开始发热，怎么办？
当疫苗中的抗原物质进入人体后，人体的免疫系统会发生反应，有时会出现低热等反应，一般这种症状会自行消退。

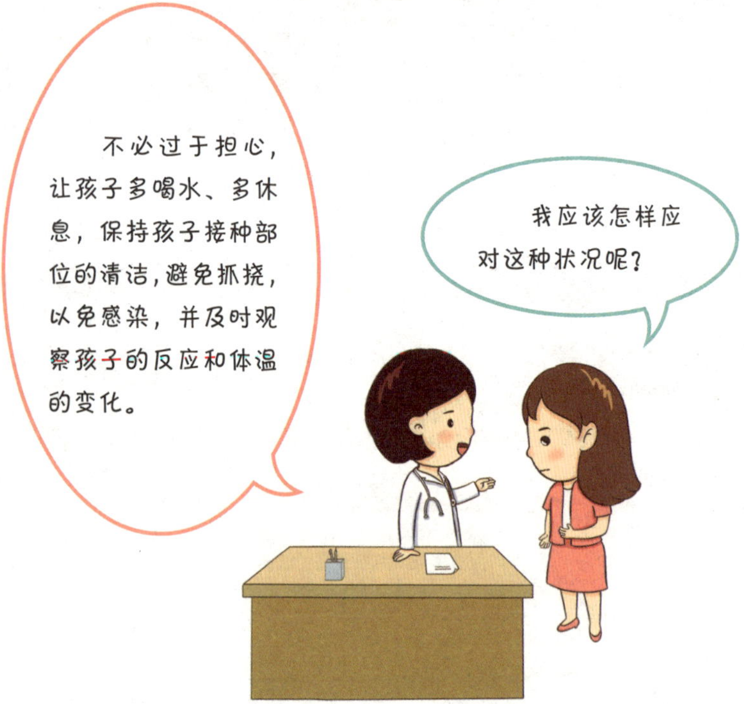
我应该怎样应对这种状况呢？
不必过于担心，让孩子多喝水、多休息，保持孩子接种部位的清洁，避免抓挠，以免感染，并及时观察孩子的反应和体温的变化。

1 儿童接种完疫苗后为什么会发热

儿童接种疫苗后发热的原因

儿童在 3 岁之前需要接种很多疫苗，1 个月至少 1 ~ 2 次，有的孩子在接种完疫苗之后会出现低热等反应，一般这种症状持续一两天会自行消退，这是正常现象。

那么儿童接种完疫苗之后为什么会发热呢？这是因为疫苗所含的抗原成分进入人体之后，会与人体的免疫系统发生反应，并产生抗体，这一过程有可能会导致孩子出现一些反应。

除此之外，孩子在接种疫苗后出现发热的现象有可能是因除了疫苗之外，还偶尔发生了其他感染，导致了发热的现象，家长要区别对待。

孩子接种疫苗后发热的应对方法

孩子在接种疫苗后发热一般都是低热，在 38.5℃以下，并且持续的时间比较短，一两天的时间就会自行消退，家长对此不必过于担心，可以让孩子多喝水、多休息，并且及时观察孩子的反应和体温变化，确保孩子不受其他感染而加重病情。

如果孩子发热持续 3 天以上都没有好转的迹象，要及时就医，在医生的指导下采取退热的措施。

对于孩子接种疫苗后的发热反应，家长一定要耐心地护理孩子，观察孩子的情况，保持孩子接种部位的清洁，避免抓挠，以免感染。

2 接种疫苗后为什么会产生硬结

接种疫苗后产生硬结的原因

接种疫苗后之所以产生硬结，是因为接种的疫苗带有吸附剂。带有吸附剂的这类疫苗在急性炎症过后，渗出的纤维蛋白会逐渐增加且进入修复期，导致吸附剂难以被吸收，从而使得炎症的持续时间加长，于是在接种疫苗之后的 2 ～ 4 天内局部会出现硬结反应。

接种疫苗后产生硬结的应对方法

早期的局部红肿可以冷敷，以减少组织充血、消炎止痛，阻止硬结发生。硬结形成后可热敷，以促进血液循环、消炎消肿，促使硬结消退。需要注意的是，卡介苗的局部反应不能热敷。

如果孩子在接种卡介苗之后腋下出现无痛包块，则考虑为接种卡介苗后的反应，造成的腋下淋巴结肿大可以通过 B 超对包块的性质进行确定，如果为卡介苗的接种反应，可遵循医嘱进行保守治疗。其他疫苗接种后，接种部位出现轻微硬块则不必担心。

硬结处理的误区

儿童接种疫苗之后接种部位出现硬结是一种一般反应，并不是疫苗的异常反应，不应该因此惧怕给孩子接种疫苗，相比于这些轻微的反应来说，孩子不接种疫苗感染传染病的危害更大，因此，家长要正确地看待接种疫苗的不良反应，按时带孩子进行疫苗接种。

3 接种疫苗后为什么会出现局部红肿

有家长反映孩子在接种疫苗之后会出现局部红肿，担心孩子的健康。其实接种疫苗之后孩子出现局部红肿是正常反应，如果红肿非常小，直径不足 3 厘米，可不用做特殊处理，一般 2 ~ 3 天后红肿会自行消退。如果红肿比较大，并且持续不消退，可以使用一些软膏进行治疗，一般都会好转，不必过于担心。如果个别情况红肿比较严重又持续不消退，则需要及时就医。

接种疫苗后出现局部红肿的原因

一些疫苗在接种之后的数小时或者 2 天内会出现局部红肿的现象，这属于炎症的一种表现，也是接种疫苗后普遍存在的现象，是机体对各种损伤刺激物的应答性反应。

接种疫苗后出现局部红肿的护理方法

孩子接种疫苗之后出现局部红肿，家长可以对红肿部位进行护理，减少对局部的刺激，同时在此期间不要给孩子吃海鲜、鸡蛋等易过敏的食物，从而在一定程度上减少红肿的反应。接种疫苗之后的 24 小时内最好不要洗澡，避免红肿部位发生感染，如果一定要清洗，可以只清洗未红肿的部位。

密切观察孩子的状况，保障孩子的睡眠和饮食，让孩子有较好的精神状态。让孩子多休息、多喝水，避免剧烈运动，选择相对安静的室内活动。饮食要清淡，不吃刺激性的食物，减少葱、姜、蒜、辣椒等辛辣食物的摄入。若接种脊髓灰质炎减毒活疫苗、轮状病毒疫苗等疫苗，至少应在半小时之内不进食热的饮食，如热奶、热水、热食，也不宜喂母乳，以免影响疫苗的免疫效果。

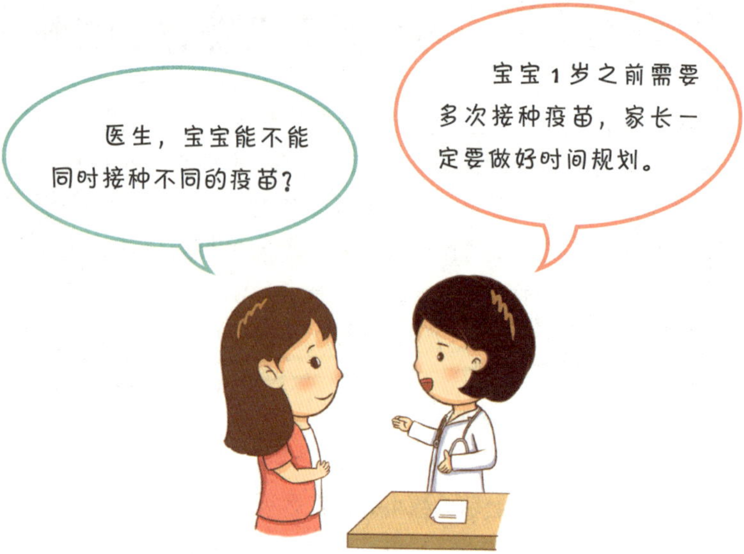
医生，宝宝能不能同时接种不同的疫苗？
宝宝1岁之前需要多次接种疫苗，家长一定要做好时间规划。

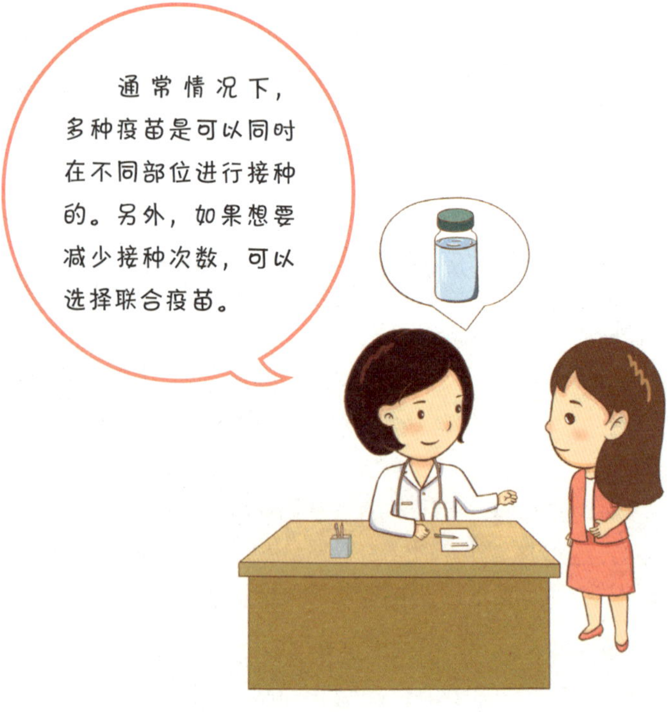
通常情况下，多种疫苗是可以同时在不同部位进行接种的。另外，如果想要减少接种次数，可以选择联合疫苗。

4 能不能同时接种不同的疫苗

通常情况下，多种疫苗是可以在不同部位同时接种的。

联合疫苗

为了方便接种，家长可以选择联合疫苗进行接种。联合疫苗是具有多种免疫原性的疫苗，一次接种就可以预防多种疾病，并且安全性强、效果好。例如通常所说的五联疫苗就是将百日咳、白喉、破伤风、脊髓灰质炎、b 型流感嗜血杆菌疫苗联合在一起的疫苗。

不同疫苗同时接种的注意事项

不同疫苗同时接种时需要特别注意，不可以混合在同一注射器内进行接种，需要分开。同时接种不同的疫苗还应当选择不同的接种部位，同一接种部位最好不要同时接种不同的疫苗，以便减少局部反应的重叠发生。2 种灭活疫苗或 1 种减毒活疫苗和 1 种灭活疫苗可在同一天不同的部位接种。1 种注射减毒活疫苗与 1 种口服减毒活疫苗可以在同一天接种。2 种注射减毒活疫苗要么同一天接种，要么间隔 28 天及以上接种。

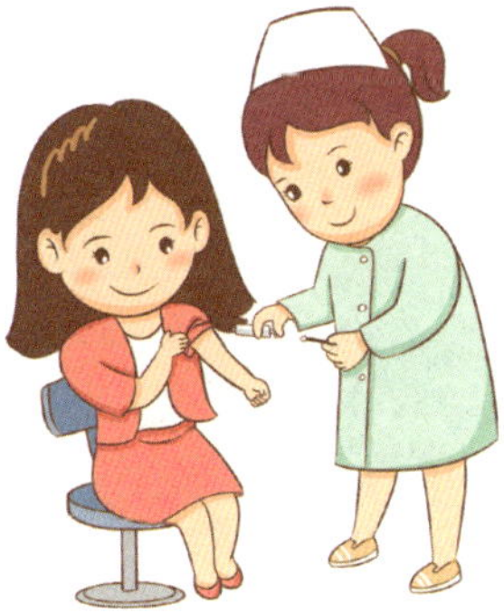

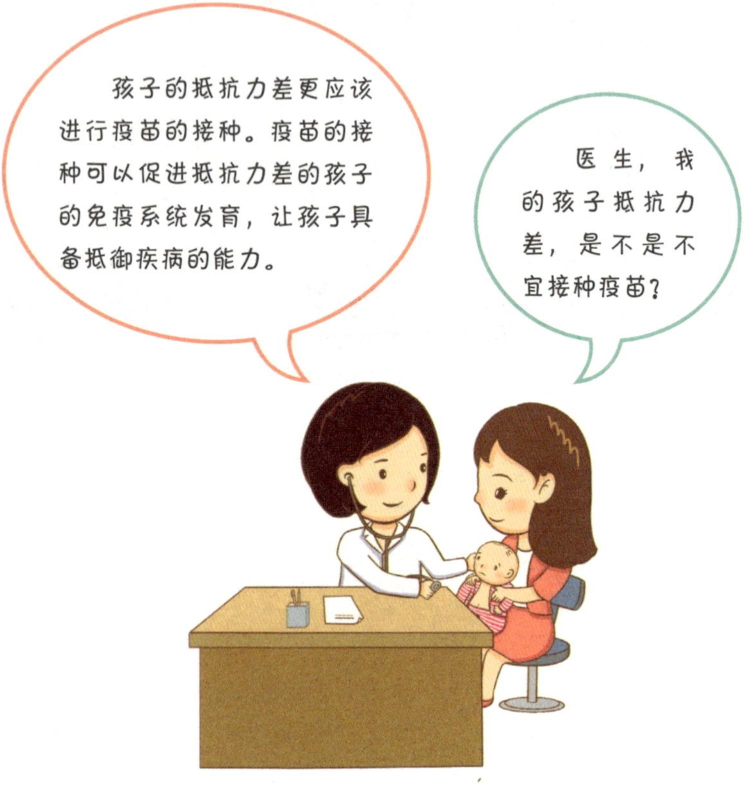
医生，我的孩子抵抗力差，是不是不宜接种疫苗？
孩子的抵抗力差更应该进行疫苗的接种。疫苗的接种可以促进抵抗力差的孩子的免疫系统发育，让孩子具备抵御疾病的能力。

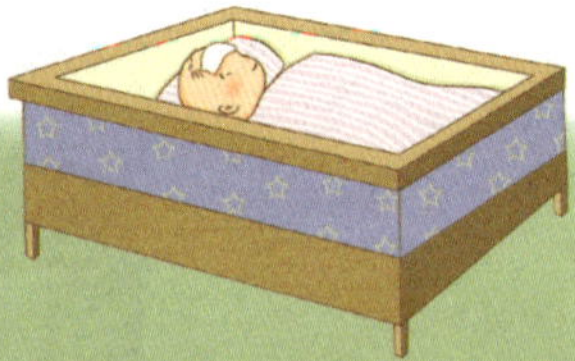

孩子生病错过接种疫苗的时间该怎么办呢？

孩子如果因为生病错过接种疫苗的时间，可以待孩子痊愈 1 周之后进行疫苗的补种。如果孩子生病的时间比较长，疫苗接种的时间延误太多，可以向医生咨询接种的合适时间。

5 孩子生病了还能接种疫苗吗

如果孩子到了接种疫苗的时间却生病了，还能继续接种疫苗吗？很多家长都有这样的困惑：接种了怕对孩子的身体有不良反应，错过接种时间又不知道该如何补种。那么到底该如何选择呢？

孩子患急性病期间不建议接种疫苗

孩子患急性疾病期间是不建议接种疫苗的，由于疫苗主要作用是引导机体产生免疫反应对抗特定传染病，所以希望孩子接种时身体尽量处于健康的状态。由于疫苗本身可能会产生一些不良反应，如果孩子在患急性疾病期间接种疫苗，会和孩子的原有病情叠加，不利于对孩子疾病状态的判断。除此之外，孩子在患急性疾病期间抵抗力比较弱，这时进行疫苗的接种会影响机体产生抗体，降低接种疫苗的效果，因此，孩子在患急性疾病期间是不宜接种疫苗的，应该等到孩子痊愈 1 周之后再进行接种，这时孩子接种疫苗后反应好，接种的效果也能更持久。

孩子有慢性疾病能否接种疫苗

孩子如果患有慢性疾病不一定就不能接种疫苗，也不一定非要等到慢性疾病痊愈之后再接种疫苗，而应该看孩子患的是何种慢性疾病，如果患有免疫缺陷疾病，则不能接种减毒活疫苗；如果是一般的慢性疾病，而且处在慢性疾病的平稳期，反而更应该考虑接种疫苗。除了免疫规划程序中规定的疫苗之外，患有慢性疾病的孩子一般免疫力较差，还可以考虑给孩子接种流感疫苗、肺炎疫苗等，给孩子更好的保护。如果无法判断和区分孩子的慢性疾病是否能够接种疫苗，可以向医生说明孩子的情况，根据医嘱进行接种。

总之，家长要正确地处理孩子生病能否接种疫苗的情况，待孩子好转后及时带孩子进行疫苗的补种，同时还要区分能否接种疫苗的具体疾病情况，让孩子尽快完成疫苗的接种。

6 孩子出湿疹期间是否可以接种疫苗

孩子出湿疹是经常发生的事情，很多家长会疑惑：孩子出湿疹期间能否接种疫苗呢？由于湿疹的原因非常复杂，因此，还需要根据湿疹的不同情况、类型及严重程度来判断是否能够接种疫苗。

孩子出湿疹的常见症状

婴儿的湿疹多见于面部，轻度湿疹只有红斑、丘疹，重度湿疹则会有水疱、糜烂、渗水、结痂等症状。婴儿湿疹一般会在三四岁之后逐渐痊愈，大部分人不复发，小部分人会反复发作。幼儿的湿疹病期较长，湿疹类型也很复杂，有红斑、水疱、糜烂、丘疹等，多发于四肢屈侧和皱褶部，如腋窝、肘窝、腹股沟等处。

判断湿疹是否能接种疫苗的方法

根据湿疹的原因来判断

如果孩子因为鸡蛋过敏出湿疹，那么不建议接种流感疫苗、黄热病疫苗；如果孩子因为牛奶过敏而出现湿疹，那么不建议使用糖丸型口服脊髓灰质炎减毒活疫苗，可改用液体型脊髓灰质炎减毒活疫苗或灭活疫苗。

根据湿疹的严重程度来判断

如果孩子的湿疹很严重，特别是需要接种的部位有严重的湿疹，那么需要先对湿疹进行药物治疗，待湿疹得到控制和好转之后，再进行疫苗的接种。如果孩子的湿疹并不严重，只有轻微的湿疹，那么根据医嘱可以进行疫苗的接种。

如何预防接种期间出湿疹

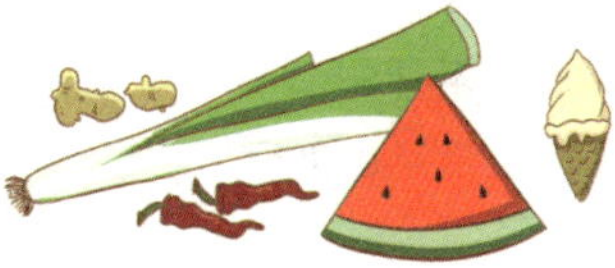

◆孩子在接种疫苗前不宜吃得太饱或吃一些刺激性食物。

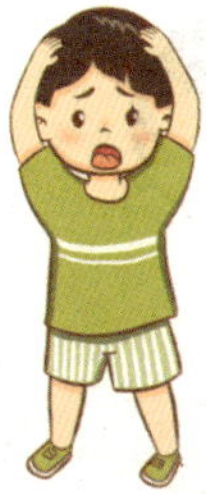

◆避免孩子在接种前出现过度焦虑或者紧张的情绪，也要避免孩子过于兴奋。

◆减少孩子的户外活动，减少外界花粉、灰尘等的刺激，尽量少去公共场所。

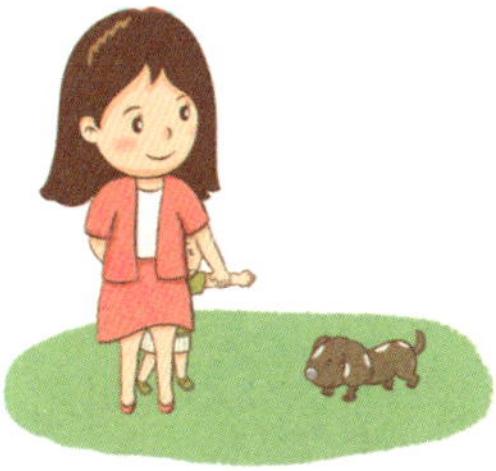

◆避免接触宠物。

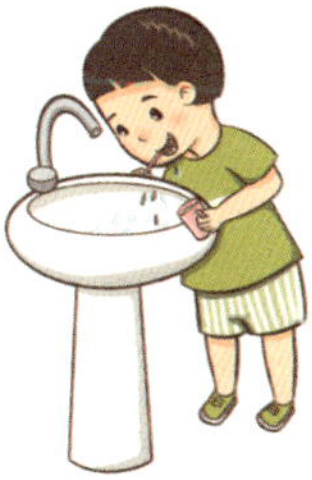

◆及时清洁牙齿，注意衣服的清洁和舒适，适当使用润肤露，避免皮肤过于干燥。

7 接种疫苗后是否可以使用抗生素

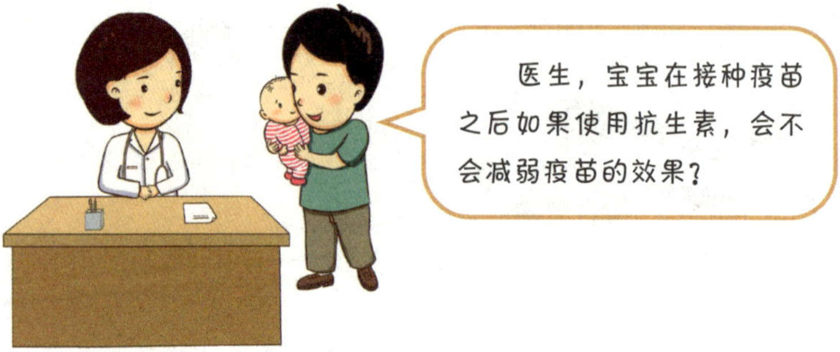
医生，宝宝在接种疫苗之后如果使用抗生素，会不会减弱疫苗的效果？

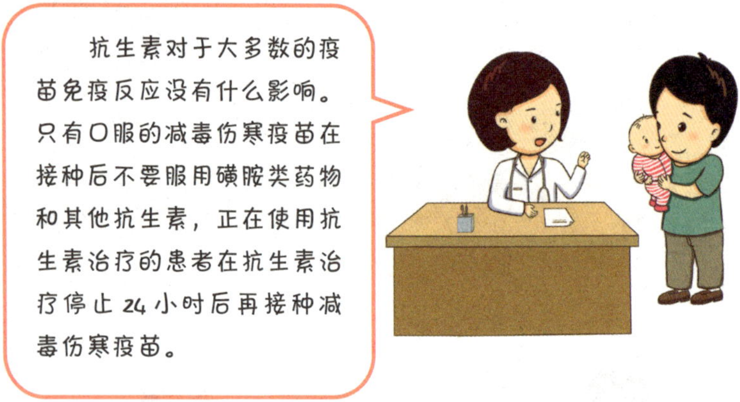
抗生素对于大多数的疫苗免疫反应没有什么影响。只有口服的减毒伤寒疫苗在接种后不要服用磺胺类药物和其他抗生素，正在使用抗生素治疗的患者在抗生素治疗停止24小时后再接种减毒伤寒疫苗。

目前抗生素抗药性在全球医疗中已演变成一个大问题，“超级细菌”很大程度上就是抗生素药物滥用催生出来的。如果这种情况继续恶化下去，很可能使人类面临感染时无药可用的境地。家长朋友们一定不要给孩子自行服用抗生素。

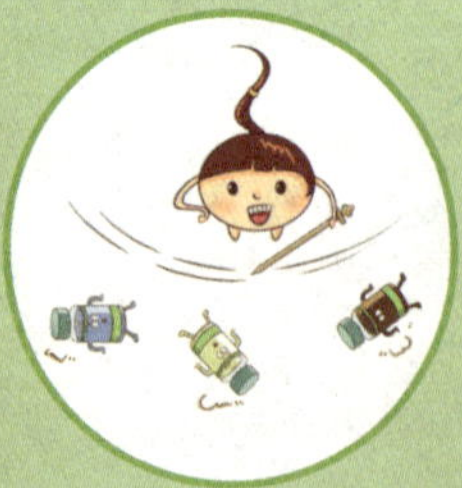

8 接种疫苗后是否需要多喝水

孩子接种疫苗之后有可能会出现发热、局部红肿、疼痛等不良反应，这些都属于正常现象，一般在 2 天左右可以自行消退。为了缓解这些不良反应，家长可以让孩子多休息，半小时之后也可以多给孩子喝一些温开水，但是接种疫苗后多喝水的做法并不适用于所有孩子，有的孩子接种疫苗后是不宜多喝水的。

接种疫苗后是否需要多喝水

孩子在接种疫苗之后，常见的不良反应是低热，例如，孩子在注射了百白破三联疫苗、麻腮风疫苗之后会出现发热、局部疼痛、红肿等。出现这些不良反应的原因是孩子的免疫系统在识别抗原物质的过程中产生了抗体。针对孩子的这些轻微反应，家长不必过于紧张，医生一般都会建议孩子在接种完疫苗半小时之后适当地多喝一些温开水，并且少量多次饮用。

一般情况下，孩子在接种疫苗半小时后可以多喝水，而且喝水可以缓解不良反应，但 4 月龄内母乳喂养的孩子却不需要多喝水，孩子可以通过多喝奶自行调节，如果人为地干预喂养，让孩子多喝水对孩子的身体是不利的。

哪些情况要多喝水

4 月龄以上非纯母乳喂养的孩子，如果接种疫苗之后出现发热等现象，可以给孩子多补充水，同时还要及时更换尿布，保证充足的睡眠。如果孩子持续发热 3 天以上还不好转，那么需要及时就医，在医生的指导下使用退热剂。正在母乳喂养的孩子是不宜多喝水的，不需要因为接种疫苗的原因打破原来的喂养规律。

9 通过生病来获得免疫力比接种疫苗更好吗

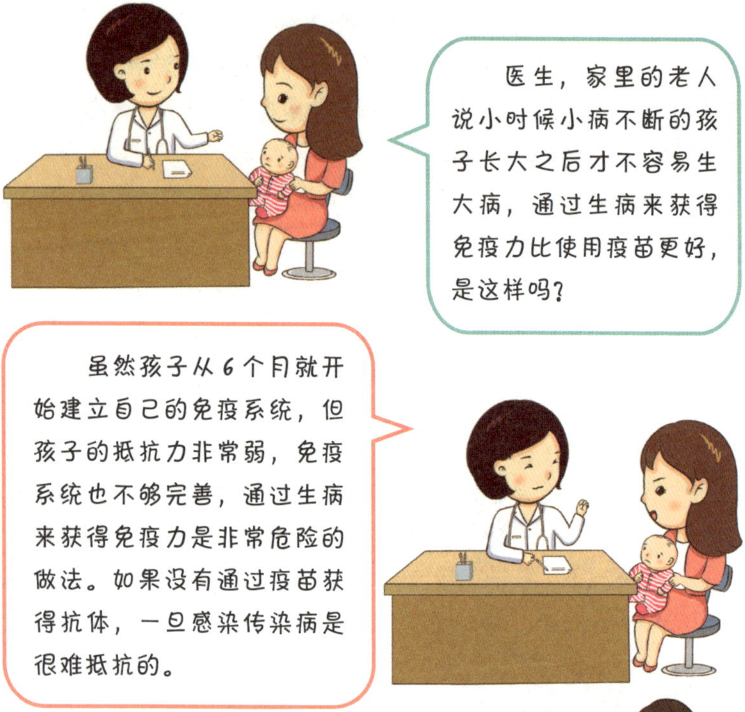
医生，家里的老人说小时候小病不断的孩子长大之后才不容易生大病，通过生病来获得免疫力比使用疫苗更好，是这样吗？
虽然孩子从6个月就开始建立自己的免疫系统，但孩子的抵抗力非常弱，免疫系统也不够完善，通过生病来获得免疫力是非常危险的做法。如果没有通过疫苗获得抗体，一旦感染传染病是很难抵抗的。

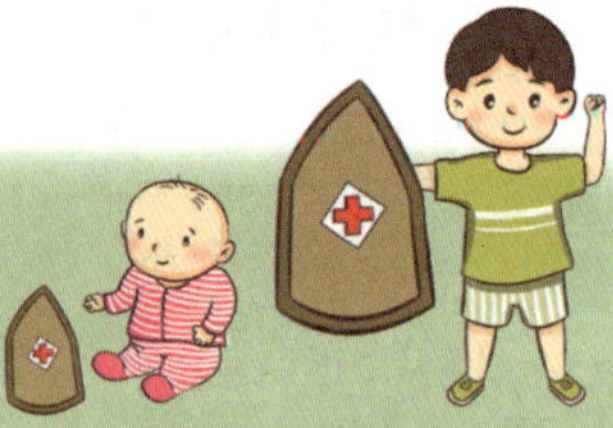

人体的免疫系统非常复杂，可以不断产生免疫物质，并且识别、杀灭入侵人体的病原体，阻止疾病的发生，但是人体的免疫系统的建立需要漫长的过程，一般到16岁左右人体的免疫系统才会发育完善。

孩子出生之后到6个月期间，从母亲身体里遗传的免疫物质逐渐消耗完，但免疫系统及其功能还不完善，这时孩子的免疫能力仅为成人的1/10，抵抗能力非常差。

10 孩子出生时没接种卡介苗怎么办

出生时不能接种卡介苗的特殊情况

出生时不能接种卡介苗的特殊情况包括：产妇有肝胆疾病史、妊娠高血压史，产程中新生儿有窒息史或其他异常情况，低体重早产儿和未成熟儿，维生素 K 缺乏症状患者，先天性疾病患者，有免疫功能缺陷症状患者，有器质性病变患者等。

出生时未接种卡介苗的补种方法

卡介苗的补种程序是 3 月龄以内的婴幼儿可以直接进行卡介苗的补种，3 月龄以上不满 4 岁的婴幼儿则需要进行结核菌素的皮试，如果皮试结果呈现阴性则可以接种卡介苗。

补种卡介苗需携带的资料

补种卡介苗时，家长需要携带孩子的健康证明和生产医院的疫苗接种资料，到辖区指定的社区卫生服务中心进行接种，具体接种时间和流程可以咨询当地疾控中心，了解接种的详情。

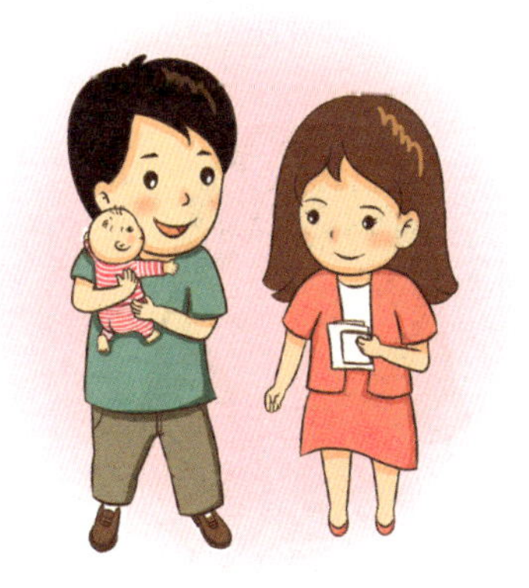

11 接种疫苗后出现幼儿急疹怎么办

幼儿急疹的症状

幼儿急疹早期会出现高热，3 天后高热退去会全身出疹，无明显瘙痒感，不怕风也不怕水，无须特别治疗，3 天后逐渐消退，并且不会在皮肤上留下痕迹，也不会有任何后遗症。

接种疫苗后出现幼儿急疹的原因

幼儿急疹主要由人类疱疹病毒 6 型感染导致，其他少见的病因有人类疱疹病毒 7 型、柯萨奇病毒 A 和 B、埃可病毒、腺病毒、副流感病毒等。接种疫苗本身不会导致幼儿急疹的发生，但由于幼儿急疹高发于 1 岁以下儿童，这一时期孩子需要频繁接种疫苗，而一些疫苗接种后也会出现皮疹样反应，因此，看上去很像接种疫苗导致了幼儿急疹的发生。

接种疫苗后出现幼儿急疹怎么办

接种疫苗后出现幼儿急疹应向接种单位进行报告，寻求医生建议，必要时及时前往医疗机构进行确诊。

家长要细心分辨孩子的反应是幼儿急疹还是接种后的反应。

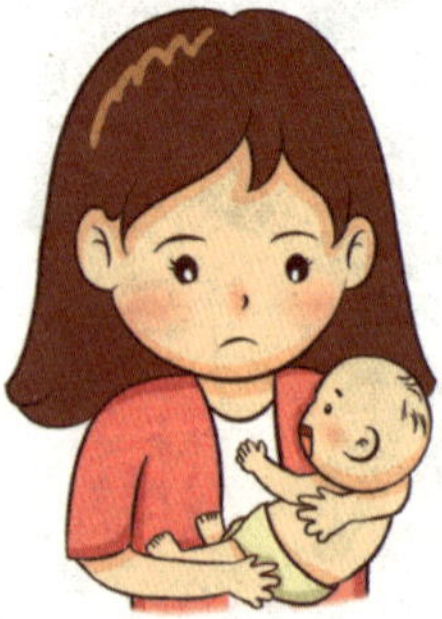

12 注射免疫球蛋白后多久可以接种疫苗

很多医生会建议注射过免疫球蛋白的孩子在接种其他疫苗时推迟接种，那么注射免疫球蛋白之后多久可以接种其他疫苗呢？是不是所有疫苗都不能和免疫球蛋白一起使用呢？答案是否定的，有些疫苗是可以和免疫球蛋白一起使用的。

减毒活疫苗不可以与免疫球蛋白同时使用

一般情况下，注射减毒活疫苗后至少需要 2 周才能注射免疫球蛋白。如果已经注射了免疫球蛋白，要想注射减毒活疫苗则需要间隔至 3 个月以上。部分通过口服或鼻腔方式接种的减毒活疫苗如口服伤寒菌苗，只在肠道和鼻腔的接种部位复制，诱导局部产生抗体，不会进入血液，对使用免疫球蛋白没有固定的间隔要求。由于疫苗和免疫球蛋白品种和工艺多样，二者准确间隔需依据所选择疫苗的说明书来执行。

灭活疫苗不受免疫球蛋白的影响

灭活疫苗产生抗体的机制通常不受体内免疫球蛋白的影响，有时免疫球蛋白还可以和疫苗同时起作用，更好地保护人体。例如，狂犬病暴露严重的患者，可以在伤口周围注射狂犬病免疫球蛋白，然后再接种狂犬病疫苗；乙型肝炎病毒感染的母亲所生的新生儿在出生后可以立即注射乙肝免疫球蛋白，同时在不同部位接种乙肝疫苗。

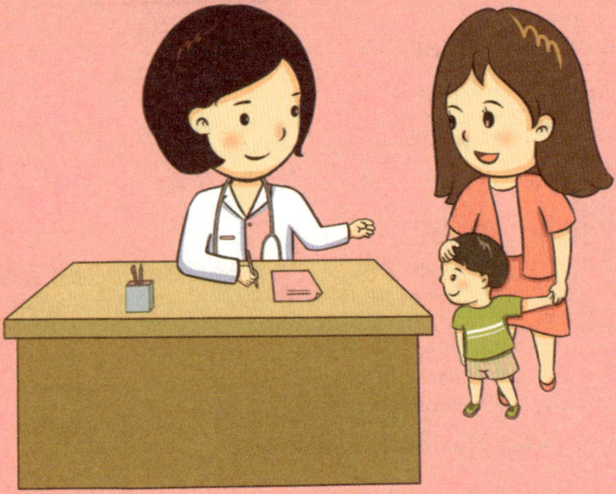

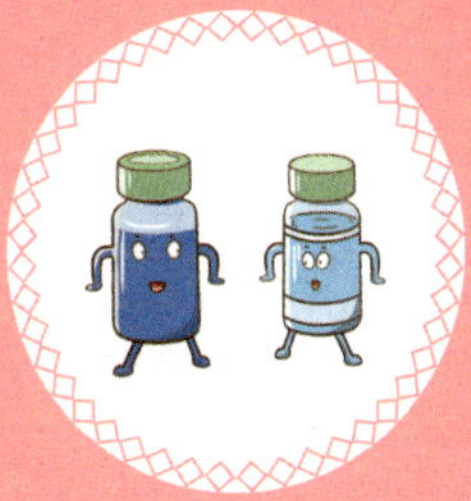

附 录

国家免疫规划疫苗儿童免疫程序表（2021 年版）

疫苗种类	英文缩写	可预防疾病
乙肝疫苗	HepB	乙型病毒性肝炎
卡介苗	BCG	结核性脑膜炎、粟粒性肺结核
脊灰灭活疫苗	IPV	脊髓灰质炎
脊灰减毒活疫苗	OPV	
百白破疫苗	DTaP	百日咳、白喉、破伤风
白破疫苗	DT	白喉、破伤风
A 群流脑多糖疫苗	MPSV-A	流行性脑脊髓膜炎
A+C 群流脑多糖疫苗	MPSV-AC	
麻腮风疫苗	MMR	麻疹、流行性腮腺炎、风疹
乙脑减毒活疫苗	JE-L	流行性乙型脑炎
乙脑灭活疫苗	JE-I	
甲肝减毒活疫苗	HepA-L	甲型病毒性肝炎
甲肝灭活疫苗	HepA-I	

接种年龄													
出生时	1月	2月	3月	4月	5月	6月	8月	9月	18月	2岁	3岁	4岁	6岁
1	2					3							
1													
		1	2										
				3								4	
			1	2	3				4				
													1
						1		2					
											1		2
							1		2				
							1			2			
							1、2			3			4
									1				
									1	2			

这不仅是一本小儿疫苗接种手册
更是一道保护孩子健康的防火墙

为了帮助你更好地阅读本书，我们提供了以下线上服务

❶ **看【早教课】**

培养孩子认知能力

❷ **听【家长的自我修养】**

与孩子共同成长

❸ **进【书友社区】**

与书友交流孩子的疫苗接种问题

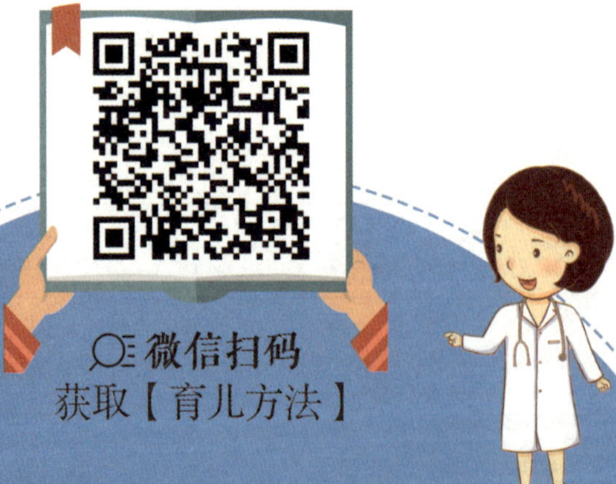